老年护理手册丛书

老年常见病护理手册

主　编　林　琳　魏保生　吕美玲

副主编　张宁宁　王成海　贾彦彩

编　委　（以姓氏笔画为序）

王永凤　王成海　卢纯清

吕美玲　李　玲　刘　颖

刘月梅　张　梦　张宁宁

林　琳　贾彦彩　魏保生

中国医药科技出版社

内 容 提 要

本书为"老年护理手册丛书"之一。全书分为十五章，主要介绍了老年常见病的防治、卫生保健预防和护理的相关知识。本书理论联系实际，文字通俗易懂，有较强的针对性、可操作性且查阅方便，对老年人的健康养生、卫生保健和防病治病等方面都有实用价值，是从事老年人医务工作者的参考用书，亦是老年人的良师益友。

图书在版编目（CIP）数据

老年常见病护理手册／林琳，魏保生，吕美玲主编. —北京：中国医药科技出版社，2018.2

（老年护理手册丛书）

ISBN 978－7－5067－9899－0

Ⅰ.①老… Ⅱ.①林… ②魏… ③吕… Ⅲ.①老年病—常见病—护理—手册 Ⅳ.①R473-62

中国版本图书馆 CIP 数据核字（2018）第 013187 号

美术编辑　陈君杞
版式设计　张　璐

出版　中国医药科技出版社
地址　北京市海淀区文慧园北路甲 22 号
邮编　100082
电话　发行：010－62227427　邮购：010－62236938
网址　www.cmstp.com
规格　710×1000mm ¹⁄₁₆
印张　10¼
字数　139 千字
版次　2018 年 2 月第 1 版
印次　2018 年 2 月第 1 次印刷
印刷　三河市荣展印务有限公司
经销　全国各地新华书店
书号　ISBN 978－7－5067－9899－0
定价　39.00 元

前 言 PREFACE

　　健康长寿是人们美好的愿望，搞好老年人健康尤其有着十分重要的意义。随着人们平均寿命的日渐增长，人口老龄化已成为当今世界发展的必然趋势。据估计，全球 65 岁以上的人群每年以 2.4% 的速度在增加，我国也有类似的情况。截至 2014 年，我国 60 周岁及以上的老年人口总数达 2.12 亿人，占总人口的 15.5%。2050 年，我国老年人口将占总人口的 30%。老年问题已经成为社会问题。老年人口的增加是社会进步与发展的表现，但是随着老年人口的增多，如何加强卫生保健，以使他们健康长寿，已是当前医疗保健、社会科学各方面的重要课题。

　　由于人口老龄化的发展，老年人的健康问题已日益成为社会所关注的问题。衰老是不可抗拒的自然法则，衰老是人生命活动中一个渐进的过程，有的变化甚至从幼儿期就开始了。进入老年之后，代谢功能的降低是其生理特点之一，尽管这个进程快慢会因人而异。人们许多疾病的发生率是随着年龄的增大而增长，人老病多，特别是慢性疾病的发病增加。

　　对老年人来说，"医疗卫生保健"便显得十分重要，尤其是老年人学会应对和预防常见疾病已是当务之急。为了帮助老年朋友做到无病早防、有病早治，提高我国老年人的医疗卫生保健水平，确保老年人的身体健康，同时为家属和护理人员提供实践的理论指导，我们邀请相关专家教授编写了本书。

　　本书介绍了老年常见病的防治与预防，卫生保健和护理的相关知识。其理论联系实际，文字通俗易懂，有较强的针对性、可操作性且查阅方便，对于老年人的健康养生、卫生保健和防病治病等方面都有实用价值，是从事老年人医务工作人员、养老护理员的参考用书。

编　者

2017 年 7 月

目　录 CONTENTS

第一章　人口老龄化的挑战

随着社会的进步、经济的发展和生活水平的不断提高，人类的平均寿命日益增长，人口老龄化将成为 21 世纪的重大的社会问题和人们普遍关心的热点。

一、老年人与人口老龄化

（一）人口老化的有关概念

1. 老化　即衰老，是所有生物种类在生命延续过程中的一种生命现象。随着年龄的增长，在形态和功能上发生进行性、衰退性变化，称为老化。其有以下特征。

（1）累积性：老化是在日复一日、年复一年的岁月变迁中，一些机体结构和功能上的微小变化长期积累的结果，一旦表现出来，不可逆转。

（2）普遍性：老化是多细胞生物普遍存在的，是同种生物在大致相同的时间范围内都可表现出来的现象。

（3）渐进性：老化是一个循序渐进的演变过程。同一物种所表现出来的老化的征象相同，环境因素只能影响老化的进程，或加速老化，或延缓老化，但不能阻止老化。

（4）内生性：老化源于生物固有的特性（如遗传），不是环境造成的，但受环境的影响。

（5）危害性：老化的过程是机体的结构和功能衰退的过程，往往对机体生存不利，容易使机体感染疾病，最终导致死亡。

这就是老化的丘比特标准。即老化是从生殖成熟后才开始或加速的、是可以预计的，具有累积性、普遍性、渐进性、内生性和危害性的生命过程。在此过程中，机体越来越容易丧失正常功能、感染疾病，最终死亡。

2. 增龄　也称加龄，指成熟期以后，因年龄增加所致的机体一系列变化。在一般情况下，老化、增龄等名词可互相替代。

3. 老征　指的是老年期变化的表现，如老化过程中，头发变白、视力退化、皮肤发皱、脊柱弯曲等。老征用于评价老化的程度。

4. 年龄　是以时间为单位计算人类个体生存期间的概念。老年医学中，表示年龄的方法不尽相同，通常用时序年龄与生物学年龄两种表示法。

（1）时序年龄（实际年龄）：以时间表示自出生以后经历期间的个体年龄。时序年龄按出生年、月、日计算，取决于出生时期的长短。

（2）生物学年龄（生理年龄）：是指人口老龄化终将使人口类型发展为老年人口的年龄。取决于组织器官的结构与功能老化的程度，是反映器官功能状况的一个指标。

5. 老年人口　是指在总人口中，老年人口所占比例达到一定值的比例（65岁达到 7% 或 60 岁达到 10%），是指人口年龄结构的实况，属于静态人口现象。

6. 人口老龄化　指老年人在总人口所占的比例不断增长的过程。即人口中大于 65 岁的老人超过 7% 或大于 60 岁的老人超过 10%，0~14 岁年龄组的人口少于 30%，年龄的中位数大于 30%。实际上就是各年龄组人口的比例关系，属于人口的动态概念，并非绝对量的增长。

（二）老龄化社会的划分标准

为便于不同人口年龄结构的地区和国家之间进行对比，需要有一个统一标准的老年人口年龄起点。通常用老年人口系数即大于 60 岁的人数占总人数的百分比作为判断标准。世界卫生组织（WHO）针对发达国家和发展中国家的状况，制定了不同的人口老龄化国家（地区）标准：发达国家将 65 岁以上人口占总人口比例的 7% 以上定义为老龄化社会（老龄化国家或地区）；发展中国家将 60 岁以上人口占总人口的 10% 以上，定义为老龄化社会（老龄化国家或地区）（表 1-1）。

表 1 - 1　两种老龄化社会的划分标准

分　　类	发达国家	发展中国家
老年界定年龄	65 岁	60 岁
青年型（老年人口系数）	<4%	<8%
成年型（老年人口系数）	4%～7%	8%～10%
老年型（老年人口系数）	>7%	10%～12%

二、老年人的年龄划分

（一）老年人年龄界限

WHO 对老年人年龄的划分有两个标准：在发达国家将 65 岁以上的人群定义为老年人，而在发展中国家（特别是亚太地区）则将 60 岁以上人群称为老年人。

（二）老年期的划分标准

老年期常常被视为生命中的一个阶段，事实上对老年期还可以再划分为不同阶段。

1. 我国老年期的划分标准　我国关于年龄的划分界限自古以来说法不一，民间多用三十而立，四十而不惑，五十而知天命，六十花甲，七十古稀，八十为耋，九十为耄。现阶段我国老年人按时序年龄分期的划分标准：45～59 岁为老年前期，60～89 为老年期，90 岁以上为长寿期，分别称之为中老年人、老年人和长寿老人。

2. WHO 老年期的划分标准　根据现代人生理、心理上的变化，WHO 提出了老年期的划分标准（表 1 - 2）。

表 1 - 2　WHO 及我国老年期的划分

WHO 划分标准	我国划分标准
45～59 岁中年人	45～59 岁老年前期（中老年人）
60～74 岁年轻老人	60～89 岁老年期（老年人）
75～89 岁老年人	90 岁以上非常老的老年人
90 岁以上长寿期（长寿老人）或长寿老年人	100 岁以上长寿期（百岁老人）

这个标准兼顾发达国家和发展中国家的不同情况，既考虑了人类平均预期寿命不断延长的发展趋势，又考虑到人类健康水平日益提高的必然结果。WHO的标准将逐步取代我国和西方国家现阶段划分老年人的不同的通用标准。中国国家统计局在发表老年人口统计数字时，为了兼顾国内问题研究和与国外统计数字相匹配的需要，常常以60岁和65岁两种标准同时公布。

三、度量人口老化的指标

（一）老年人口系数
老年人口系数是常用的表明人口老化的指标，是指老年人在某国家或地区的总人口构成中所占比例。计算公式：

老年人口系数（%）＝60（或65）岁以上老年人口数÷总人口数×100%

（二）老少比
老少比即老年人口数与少年儿童人口数之比。计算公式：

老少比＝＞60岁人口数÷0～14岁人口数×100%

（三）年龄中位数
年龄中位数即将全体人口按年龄自然序列分成数目相等的两部分，处于中间位置的人口的年龄。计算公式：

年龄中位数＝中位数组的年龄下限值＋（人口总数/2－中位数组之前各组人数累计）×组距

中位数愈大，人群中高龄者愈多。现今多数发达国家年龄中位数已达40岁。

（四）高龄老人比
＞80岁的人群占＞60岁人群的比例，也称长寿水平。该指标＞20%即为高水平，现今发达国家的高龄老人比均已达20%～25%。

四、人口老龄化发展趋势

老龄化是世界人口发展的普遍趋势，是所有发达国家的共同现象，是科学与经济不断发展进步的标志。21世纪人口发展的特点是发展中国家的人口老龄化的快速增长，发达国家 80 岁以上人口比例增高尤其明显。

（一）世界人口老龄化的现状和趋势

1. 世界人口老龄化的速度加快　人口老龄化与总人口的增长密切相关。第二次世界大战以后，由于相对和平时间较长，给予了人类前所未有的社会科技和经济发展的机遇，良好的和平环境使世界人口迅速膨胀，1900 年世界实际人口为 17 亿，1965 年达到 33 亿，1987 年 7 月 11 日被联合国确定为"第 50 亿人口日"。据联合国统计，最近几年，世界人口老龄化日趋严重，世界 60 岁以上的老年人口以更快的速度增长，1900 年为 1 亿，1950 年达 2.1 亿，1985 年则为 4.3 亿，2000 年达 5.90 亿，2002 年已达 6.29 亿，占全世界人口的 10%。1985 年，法国成为世界上第一个老龄化国家，全世界 190 多个国家和地区中，有 60 多个已经进入老龄化的行列。

2. 发展中国家老年人口增长速度快　目前世界上 65 岁老年人每月以 80 万的速度增长，其中 66% 发生在发展中国家，2000 年发展中国家的老年人口数占全球老年人总数的 60%。现在，发展中国家的老年人口增长率是发达国家的两倍，也是世界总人口增长率的两倍。

3. 人口平均预期寿命不断延长　人口平均预期寿命是指通过回顾性死因统计和其他统计学方法，计算出一定年龄组的人群能生存的平均年数。一般常用出生时的平均预期寿命作为衡量人口老化程度的重要指标。目前，全世界平均预期寿命最长的国家是日本，其男性为 78 岁，女性为 83 岁，平均 80 岁。我国平均预期寿命男性为 67 岁，女性为 71 岁。值得注意的是，这里所说的平均预期寿命强调的是从出生时所存在的生存概率，并未考虑生活质量，因此需将平均预期寿命与健康预期寿命加以区别。

4. 世界人口老化的区域分布不均衡　几十年来，在世界各主要地区中，欧洲一直是老年人口比例最高的地区。目前世界上老龄化问题最严重的国家是意大利，60 岁以上人口 1400 万，占总人口的 25%；德国为 2000 万，日本为 3100 万，均占本国总人口的 24%；西班牙为 900 万，占总人口的 22%；英国为 1200 万，法国为 1200 万，澳大利亚为 200 万，均占本国人口总数的 21%。而赤道几内亚、洪都拉斯、玻利维亚和巴拉圭等国家的老龄化问题最轻。

5. 女性老年人增长速度快 一般而言，老年男性死亡率高于女性。性别间的死亡差异使女性老年人成为老年人口中的绝大多数。如美国女性老人的平均预期寿命比男性老人高 6.9 岁，日本为 5.9 岁，法国为 8.4 岁，中国为 3.4 岁。

6. 高龄老年人（75 岁以上老人）增长速度快 全世界的高龄老人占老年人口的 16%，其中发达国家占 22%，发展中国家占 12%。我国 75 岁以上老人每年以平均 3.62% 的速度增长，仅次于巴西；日本高龄老人增长速度也快。预计到 2025 年，每 3 个日本老年人中就有一个高龄老人。

（二）我国人口老年化的发展时期与特点

我国是世界上人口最多的国家之一，也是老年人口最多的国家之一。2010 年第六次人口普查的结果显示，65 岁及以上老年人口已达 11883 万，占总人口的比例由 6.96% 上升到 8.87%，目前中国人口结构已经进入老年型。预计到 2040 年，65 岁及以上老年人占总人口的比例将超过 20%。同时，老年人口高龄化趋势日益明显，80 岁及以上高龄老人数量以每年 5% 的速度增加，到 2040 年将增加到 7400 多万人。

1. 我国人口老龄化趋势

我国人口老龄化趋势大致可以分为五个时期（表 1-3）。

表 1-3 我国人口老龄化的发展趋势

年份	老龄化发展时期	老年人口总数占总人口比重（%）
1982—1999	老年型过渡期	7663 万→1.26 亿（7.64~10.1）
2000—2010	加速期	1.32 亿→1.73 亿（10.31~12.54）
2010—2040	高速增长期	1.73 亿→4.09 亿（12.54~26.53）
2040—2060	减速期	回落为 0.1 个百分点（21）
2060 年以后	稳定期	总量逐步回落，停止上升

2. 我国人口老龄化现状的特征

（1）我国老龄人口绝对值居世界首位：由于我国人口基数大，人口预期寿命日益延长，老年人逐年增加，占世界老年人口总数的 1/5，占亚洲老年人口的 1/2。到 2025 年将达到 24%。届时，世界上每 4~5 个老年人中，就有一位中国老人。

（2）人口老龄化发展速度快：我国是世界上人口老化速度最快的国家之一。我国人口年龄结构从成年型进入老年型仅用了 18 年左右的时间，与发达国家相比，速度十分惊人。据 1998 年联合国卫生组织人口资料，65 岁以上人口比重从 7% 上升到 14%，法国用了 127 年，瑞典为 85 年，美国为 72 年，英国为 47 年，日本为 24 年，而中国将用 25 年左右。

（3）我国老年人口的女性化程度比较高，老年人口性别比低、年龄结构轻：60~69 岁的低龄老人占老年人人口的 61.48%。

（4）由于历史的原因和传统文化的影响，我国老年人口的文化素质低，离婚率低，婚姻状况较稳定。

（5）老龄人口高龄化趋势十分明显：人口学中认定，60~69 岁为低龄老年人口，70~79 岁为中龄老年人口，80 岁以上为高龄老年人口。我国高龄老年人口以每年 5.4% 的速度增长，高龄人口已从 1990 年的 800 万增长到 2000 年的 1100 万，到 2020 年将达到 2780 万。

（6）老年人口的区域分布不均衡：在东部经济发达地区和大中城市，人口已经进入老龄化阶段。上海、北京、天津、江苏和浙江在全国已率先迈入"老年型"省市的行列，已超过现在发达国家人口老龄化的程度。而在中西部地区，人口老龄化的程度则偏低。

（7）农村人口老龄化的问题也日益突出：虽然人口老龄化程度农村低于城市，但老年人口中农业人口比重大。加之，农村越来越多的青壮年携带子女流入城镇，因此，城乡老龄化的程度正趋于接近。由于城乡老年人的主要经济来源存在明显差异，城市里的老年人主要靠自己的收入来生活，而农村老年人口基本上不能享受退休金和公费医疗，其供养主要由家庭承担。因此，农村人口老龄化的问题也日益突出。

（8）我国人口未富先老，对经济发展带来很大的压力：发达国家经济发展在先，人口老龄化在后，先富后老。而我国是未富先老，人口老龄化对经济的压力很大。中国的老龄化负担面临的是薄弱的承载能力。老年人的医疗保健将遇到严重的挑战，护理作为健康服务体系中的重要部分也将不可回避地面对这一挑战。

（三）人口老龄化带来的问题

1. 社会负担加重 老年人口负担系数（通常指 60 岁以上人口/15～59 岁人口的比例）1999 年为 1:8.2。人口老龄化使劳动年龄人口比重下降，对老人的赡养比上升，导致劳动人口的经济负担加重；人口老龄化对投资、消费、储蓄和税收都带来相关影响。

2. 对保健服务需求增加 老年人口是社会的脆弱人群，无论是生理上，还是心理上，都存在各种各样的健康问题，除了有与其他人群共同的需求之外，还有一些特殊的需求，如饮食、运动、心理、精神等方面。因此对医疗、保健、护理以及生活服务的需求超过其他人群。

3. 社会文化福利事业的发展不能满足老年人的需要 我国经济不发达，社会福利及社会保障体系尚不完善，远远不能满足老龄化社会中老年人日益增长的需求。

4. 家庭养老功能减退，老年人将更多地依赖于社会 随着人口老龄化、高龄化、家庭少子化，家庭对老人的赡养功能减弱，养老负担越来越多地依赖于社会，以弥补家庭养老功能的不足。能否解决好老年人口问题关系到整个社会的发展与稳定。

5. 老龄工作水平低、资源不足 我国的老龄工作刚刚起步，基层服务网络薄弱，专业工作人员缺乏，老龄工作资源不足。另一方面，针对老年人的服务项目少，服务水平低，服务对象覆盖面窄，老年人的参与率和收益率不高。

6. 其他 我国老龄化速度快、老年人口数量大，经济不发达，保障体系不完善、社会养老机构不足，老年护理教育起步晚，技能型老年护理专门人才严重匮乏。

第二章　老年期面临形形色色的疾病威胁

健康长寿是人类自古以来的美好愿望，我国老龄人口的预期寿命已由新中国成立前的 35 岁延长至现在的 70 岁以上。然而，当今世界上长寿而不健康的情况十分严重。老年病发病率、致残率、死亡率高，加之老年人的五大健康问题：认知障碍、跌倒、大小便失禁、移动障碍、久病卧床致自理缺陷，不仅严重影响老年人的生命质量，也给未来一对独生子女负担 4 位老年人的家庭养老模式，带来了巨大的精神压力和沉重的经济负担。为患有老年常见病、慢性病和丧失自理能力的老年人提供集医疗、预防保健、健康教育、康复、养老一体化的、综合的医疗保健服务，使老年慢性病得到合理控制，防止产生严重的并发症，对降低致残率和致死率，合理控制医疗费用，提高老年人生活质量，延长健康期望寿命具有十分重要的意义。因此，护理人员不仅要掌握老年人健康评估的方法，注意观察老年病的临床特点，还要重点作好老年人和照顾者的健康指导，改变他们不良的行为方式，达到提高老年人保健水平的目的。

一、老年期的特点

由于老年期的生理、心理等变化和长期不良生活方式的影响，同样的疾病发生在老年人身上，与青壮年相比，表现不尽相同，治疗和护理均有区别。老年人存在着严重的三高一低的现象。

1. 患病率高　有研究纵向观察某医院病例 20 年，发现每位老年人平均患有 8.5 种疾病，住院患者中老年患者平均达 30% 以上，而老年疾病由于起病隐袭、多脏器疾病并存、进展快、并发症多、致残率高、致死率高，比一般人群更需要良好的医疗护理服务。

2. 致残率高　机体的老化和老年人感觉系统疾病、心脑血管疾病、骨关节疾病、认知障碍等疾病致残率高，严重影响了老年人自理状况和生活质量。

3. 死亡率高　老年患者死亡率高，主要死因有恶性肿瘤、脑血管疾病、心脏病、呼吸系统疾病、意外损伤跌落等。

4. 自理能力差　健康期望寿命（ALE）是指老年人日常生活自理能力保持良好的状态，预期能维持的年限。WHO认为它是评价老年人生活的质量的一个重要方面。期望寿命的终点是死亡，而健康期望寿命的终点是日常生活自理能力（ADL）丧失。据60岁以上的老年人口分层、整群、随机抽样逐户生活能力调查，包括①日常生活活动：包括穿衣、进食、室内走动、如厕和洗澡。②日常家务活动：包括购物、做饭、做家务和自理经济，如存、取款等。结果显示日常生活活动能力中，丧失率最高的是洗澡，其次是如厕；而日常家务活动中，丧失率最高的是购物、其次是自理经济和做家务。因此老年患者比一般患者更需要良好的医疗护理服务和健康指导。

二、老年期常见疾病及健康问题

进入老年期，由于生理功能、代谢及形态结构均发生不同程度的变化，使老年人对体内外异常刺激的反应性、适应性、防御性及代偿能力等均出现不同程度的减弱。根据流行病学调查，老年人中心脑血管疾病、呼吸系统疾病及肿瘤性疾病较多见，其他如糖尿病、骨质疏松症、增生性骨关节病、前列腺肥大、慢性泌尿系感染、老年性白内障、意外损伤及骨折等也较常见（表2-1）。

表2-1　老年期常见疾病及主要健康问题

主要原因	常见疾病	主要健康问题/合作问题
呼吸系统老化	老年性肺炎、肺结核、慢性阻塞性肺疾病（COPD）、肺癌、睡眠性呼吸暂停综合征	清理呼吸道无效、气体交换受损、活动无耐力、有窒息的危险、家庭应对无效
循环系统老化	慢性心力衰竭、心绞痛、原发性高血压、老年性低血压、心律失常、慢性肺源性心脏病、静脉曲张	疼痛、活动无耐力、心输出量减少、体液过多、皮肤完整性受损、有受伤的危险

续表

主要原因	常见疾病	主要健康问题/合作问题
消化系统老化	牙周病、口腔黏膜干燥症、慢性胃炎、溃疡病、反流性食管炎、急慢性胰腺炎、胆囊炎、胆石症、常见肿瘤	吞咽困难、误吸、呃逆、便秘、大便失禁、体液不足、恶心、呕吐、疼痛、营养失调、潜在并发症
泌尿系统老化	尿路感染、慢性肾功能不全、肾肿瘤、前列腺增生症、尿潴留、尿失禁	社交障碍、自我形象紊乱、体液不足、体液过多、舒适的改变、个人或家庭应对无效
生殖系统老化	老年性阴道炎、围绝经期综合征	调节障碍
血液系统老化	贫血、慢性淋巴细胞性白血病	无能为力、有感染的危险、营养失调
内分泌代谢失调	甲状腺功能亢进症（甲亢）、糖尿病、痛风、高脂血症、糖尿病肾病、糖尿病足、超重	营养失调、维护健康能力改变
运动系统老化	老年性骨关节炎、颈椎病、腰腿痛、股骨颈骨折、骨质疏松症	自理缺陷、躯体移动障碍、有受伤的危险
神经、精神系统老化	脑缺血、脑卒中、老年性抑郁症、帕金森综合征、阿尔茨海默病（老年性痴呆）	认知障碍、思维过程改变、精神困扰、自理缺陷、语言沟通障碍、睡眠形态紊乱、家庭应对无效
感觉系统老化	老年性白内障、青光眼、老年性重听、糖尿病视网膜病变	感知改变、听力障碍、视力减退、自理缺陷、有受伤的危险、社交障碍、恐惧、焦虑
中毒、理化因素的影响	药物的副作用、中暑、低温症	有中毒的危险、体温调节障碍
心理、社会因素的影响	抑郁、焦虑、自杀倾向、退休综合征、高楼综合征、空巢综合征	家庭作用改变、角色紊乱、精神困扰

三、老年疾病的临床特点

老年人患病的临床表现与一般成人比较，常有下述特点。

（一）与不良的生活习惯有关

老年人一般好静少动，渐致运动耐力降低，往往掩盖心、肺疾病所致的胸闷、气短。老年人习惯久坐，常引起踝部及胫前水肿。老年人味觉减退而有喜食过咸、甜食等不良嗜好，常常加重高血压、糖尿病的病情，使血压、血糖难以控制，造成疾病治疗上的困难。

（二）老年人患病时病史采集困难

老年人由于听力减退、记忆力降低、感觉功能低下、语言困难、理解能力和思维能力迟缓，常造成采集病史困难。老年人由于对疾病表现的敏感性差且家庭成员及邻居提供的情况又不够全面和确切，所以采集的病史参考价值较小。因此，对老年病病史的采集必须耐心、细致、全面。

（三）临床表现不典型

由于老年人感受性较低，往往疾病已发展到严重程度，老年人也无明显不适或仅表现为生活规律的变化，容易造成漏诊、误诊，临床工作中必须高度重视。

1. 老年人严重感染时只有低热，甚至不发热，出现高热者很少见。如老年人肺炎，为老年人十大死因之一。老年人发生严重肺炎时可以很隐匿，常无肺部症状或仅表现为生活规律发生变化，如起床较平常迟，食欲差，精神萎靡不振或嗜睡等；有的表现为脱水或突然出现意识障碍等较明显症状。但很少出现发热、咳嗽、胸痛或咳痰等症状，早期很少能在胸部听到啰音，极易误诊。

2. 老年人对寒冷刺激的反应也差，因此容易发生低温损伤且不能自知。

3. 老年人对痛觉的敏感性减退，所以心肌梗死时可以无痛，胆石症和阑尾炎的疼痛可以很轻。无症状菌尿、无腹肌紧张的内脏穿孔等也多见于老年人，容易造成漏诊、误诊。

4. 老年甲状腺功能亢进患者中，仅有少数人出现激动、烦躁不安、食欲亢进等兴奋性、代谢性增高的表现，有眼部症状、体征征象者较少。老年甲状腺功能减退可以心包积液为首发表现，容易造成误诊。

5. 老年人肿瘤性疾病的发病率随年龄增大而增加，但肿瘤性疾病的症状却极不典型或没有症状，常延误诊断，直至晚期方能确诊。

（四）多种疾病同时并存

老年人易同时患有多种疾病。全身各系统生理功能均存在程度不同的老化，防御功能及代偿功能均降低，表现如下。

1. 同时患有多种疾病，如既有冠心病又有原发性高血压，同时还有慢性支气管炎、胆石症、糖尿病、良性前列腺增生等。

2. 同一脏器易发生多种病变，如冠心病、高血压病、肺心病、老年传导系统或瓣膜的退行性病变可以同时存在。由于同一老年人患有多种疾病，累及多个脏器，使临床表现变得更为复杂而且不典型，给诊断和治疗带来困难。

3. 由于老年人常多种疾病同时并存，所以常因一种疾病改变、掩盖或干扰另一种疾病的临床表现。如严重贫血掩盖慢性淋巴细胞性白血病，同时还存在因贫血导致的心脏功能不全。

4. 各系统及器官相互联系密切，一个系统发生疾病，另一或两个系统随之发生异常。如脑血管意外，可导致心肌缺血及肺部吸入性肺炎。

5. 同时存在数种疾病时，某一种疾病出现急性改变时，可使其他器官功能急骤发生障碍。如高血压老年人同时心血管及脑血管存在不同程度的动脉硬化，当血压突然升高时，可导致脑血管意外及缺血性心脏病加重。

6. 各种症状的累积效应随年龄增加而增加。如糖尿病是一种代谢性疾病，但在老年期可能同时存在肝脏疾患、肾脏功能障碍、神经疾患、视网膜血管出血等糖尿病性视网膜疾患等，这种累积障碍导致老年人心理负荷加重，致全身状态急剧下降。

7. 免疫功能障碍易导致多种疾病同时发生，如癌症、严重贫血、营养缺乏等。

（五）易产生并发症

老年人患病后，由于患病时各脏器代偿功能低下及组织结构发生退行性变化，易出现各种并发症，甚至发生脏器功能衰竭。

1. 脱水和电解质紊乱　老年人口渴中枢敏感性减低，常处于潜在性脱水状态，患病时更容易并发水和电解质平衡失调。老年人随年龄增加，代谢组织、体细胞数均逐渐减少，常因某种轻微原因可使水电解质代谢紊乱，且较难调整，导致死亡。老年人对口渴中枢反应迟钝，饮水量不够，尤以气温高的季节，易发生缺水性脱水。当发生频繁呕吐、腹泻，同时合并发热或消化液引流、大量失血时，也可发生缺水性脱水。缺水性脱水时常合并电解质紊乱，易同时发生低渗性脱水。此外由于水电解质代谢障碍，严重时导致酸碱平衡紊乱，易使老年人出现意识障碍及其他并发症。

2. 运动障碍 运动障碍因发生原因不同，出现运动障碍的严重程度也不同。如骨性关节炎、各种骨关节疾病如类风湿关节炎、痛风等均可出现运动障碍，这种运动障碍一般老年人还可生活自理。由脑血管意外引起的偏瘫时，可导致老年人卧床不起，生活自理困难。运动障碍的后果使肢体运动少或不运动，易发生骨质疏松、关节周围韧带及骨骼肌老化，加重运动障碍。

3. 大便失禁、尿失禁 老年人肛门括约肌功能减退，膀胱容积变小，膀胱括约肌老化等因素，使老年人易出现大便失禁、尿失禁。易见于老年各种疾病的终末期（参见老年人排泄的护理）。

4. 压疮多见于长期卧床，且肢体运动障碍的各种慢性疾病的老年患者 由于压疮护理不当又可发生其他并发症，如感染等。

5. 出血性体质及紫癜 这种紫癜与凝血机制无关，主要因皮下组织萎缩，轻微外力，可使皮下血管壁破裂出血。多见于上肢伸侧及前臂桡侧、手背部、下肢内、外侧。严重的出血多见于尿毒症晚期合并弥漫性血管内凝血者，此时不仅皮肤可见紫癜，还可见胃肠道出血、血尿等出血性素质的表现。

6. 易发生意识障碍 老年期脑的萎缩、神经系统功能减退、脑动脉硬化所致脑供血不足等，造成老年人患病时常以意识障碍为首发症状。其中最容易发生神经、精神系统的并发症，如各种程度的意识障碍（淡漠、抑郁、痴呆、昏迷或精神错乱、烦躁不安、谵语、狂躁等）。脑卒中、脑水肿、急性心肌梗死、病态、窦房结综合征（病窦）、肺水肿等可致血压下降引起意识障碍；其他如糖尿病酮体中毒所致昏迷、高渗性糖尿病性昏迷、低血糖、胃肠道大量出血、严重贫血、肺性脑病、急性或慢性肾衰竭、脱水、电解质紊乱、感染性休克均可于原发疾病发展至严重阶段时出现意识障碍。另外，还可见于使用中枢神经系统抑制性药物时。有的老年人可见突然意识消失。

（六）病程进展快

老年人的各种脏器功能和内环境稳定性减退，所以一旦发生疾病，其病情迅速进展、恶化，往往使临床医生措手不及。因此，对老年病必须给予及时、准确的诊断和及时、有效的治疗，以阻止病情的进展和恶化。由于老年人抵抗力减弱，所以老年病有时容易反复发作，对于同一部位反复发作的肺部感染，应考虑肺部肿瘤所致阻塞性病变的可能。

（七）可并发多脏器功能衰竭而导致死亡

老年人活动能力减低，加之患病时长期卧床、坠积性肺部感染、血栓形成、栓塞、关节挛缩与运动障碍、骨质疏松、肌肉失用性萎缩、直立性低血压、尿潴留或大小便失禁、压疮、出血倾向等常可同时发生。严重时常并发多脏器功能衰竭而导致死亡。同时，老年人在应激状态下，如大手术、严重创伤、感染、中毒等应激反应时，在短时间内可同时或相继发生两个或以上器官明显的衰竭。这种情况死亡率很高。发生多器官功能衰竭的疾病者多为冠心病急性发作引起的急性心肌梗死及严重的心律失常，癌症晚期合并广泛转移、肺部感染等。

（八）药物不良反应多

老年人同时患多种疾病，使用药物种类过多，常由于药物动力学等原因致医源性疾病，使药物不良反应增多。

总之，老年病复杂多变的临床特点对老年护理人员在评估老年人的健康状况，观察病情变化，在院内、社区及家庭独立发现和处理老年人现存的，尤其是潜在的健康问题的能力提出了更高的要求。发达国家的老年护理人员往往接受过专门的教育与培训，美国等一些国家还制订了严格的执业标准，我国也制订了不同级别的养老护理员的标准，这些标准都有助于老年护理工作的推广和规范化。

第三章 老年人的健康评估

老年人的患病率高，身体功能都有不同程度缺损，但患有同一疾病的不同个体的健康状况却有很大差别。如何确定科学的评估（资料收集）框架、建立科学的评估思维、合理利用评估工具进行科学的量化评估，是确认老年人健康问题、实施科学的护理程序的关键。

第一节 老年人健康评估的内容与方法

一、健康史

1. 现病史 仔细询问老人目前健康情况、日常活动能力，有无急性或慢性病。疾病发生的时间，其主要的症状有无加重，对日常生活所产生的影响，疾病的治疗情况及恢复程度。个人活动能力，尤其独立生活的能力，心理状况和参与社会活动情况。

2. 既往史 询问老人曾患过何种疾病，治疗及恢复情况。了解老人有无手术史、外伤史、食物及药物过敏史，以及参与日常功能活动和社会活动的能力。

3. 家族史 了解家族中有无遗传性疾病，家人的死亡年龄及死亡原因。如有无肿瘤、心血管疾病史，还需了解家庭人员尤其是老伴对其关心照顾情况等。

二、身体评估

1. 身高、体重 老年人的身高从 50 岁起逐渐缩短，皮下脂肪减少，体重明显减轻。

2. 一般状况和形态 包括步态、活动度，有否体力活动丧失，是否出现行动不稳。

3. 生命体征　老年人可有以下特点：①体温比青年人稍低；②脉率接近正常成年人；③呼吸次数比正常成人稍增多；④血压增高，收缩压一般在 140 ~ 160mmHg（18.6 ~ 21.3kPa），舒张压 70 ~ 90mmHg（9.2 ~ 12kPa）。

4. 体表　①皮肤：老年人因弹性组织丧失，出现皱纹增加、老年表皮色素斑（老年斑）。老年斑通常见于脸部、手背、前臂、小腿、足背等处，呈边缘清楚、圆形或椭圆形、稍隆起似扁豆至蚕豆大小的淡褐色或黑色疣状物。由于汗腺、皮脂腺的萎缩和分泌减少，表皮粗糙而干燥。②头发稀少，白发或秃发。毛发变白先后顺序为头发 – 鼻毛 – 睫毛。秃发从额或额顶部开始，逐渐扩展，最后累及颞、枕部。③指甲变黄、厚、硬，灰甲在足趾部更明显。

5. 头面部　①眼睛及视力：由于脂肪减少，眼睛呈凹陷状。角膜外侧因脂质沉淀而形成一圈灰白色的环称老年环。结膜呈现微黄，角膜敏感度降低，使角膜反射迟钝。眼的晶状体浑浊，瞳孔缩小，视野缩小，眼部老化使老年人视力减退，出现"老花眼"。②耳及听力：外耳道萎缩，耳蜗纤毛细胞萎缩，小听骨萎缩出现老年性耳聋，甚至听力丧失。③鼻部：鼻腔黏膜干燥，嗅觉减退。④口腔：由于唾液腺减少，口腔黏膜干燥；毛细血管血流减少，口腔黏膜呈苍白色；味蕾减少；牙齿呈黄色，常有牙齿缺失。

6. 胸部　①观察胸廓有无异常，有无乳头溢液和包块。听诊肺部有无啰音。老年人肺活量减低，纤毛运动下降，残气量增多，胸前后径增大，可致运动耐力下降，易发生肺部感染等。②检查心尖搏动位置、心界是否增大，有无杂音。老年人因心输出量减少，主动脉瓣硬化，易发生缺血性心脏病、心律失常，严重时出现心力衰竭。

7. 腹部　腹壁肌肉松弛，触诊较容易。注意腹部有无压痛，有无肿块，听诊肠鸣音有无亢进或减弱。老年人常出现肠功能减退。

8. 脊柱四肢　观察有无脊柱后弯、肌肉萎缩、骨关节触痛。

9. 神经系统　老年人因神经传导速度减慢，感觉敏感性下降，特别是四肢末梢"恢复正常"反射减慢，可出现温觉反应迟钝、动作不协调等。

三、心理－社会评估

心理健康是反映健康的一个重要方面，也是最难确定和评估的方面。一般心理健康的测量包括行为失调和心理应激症状的频率和强度两方面的内容，获得这些信息最有效的方法是直接询问。

1. 认知状态评估

（1）外观：是否健康、整洁，外表与实际年龄是否相符。

（2）态度：是否合作，还是猜疑、害怕、有顾虑。

（3）活动能力：日常独立活动能力是矫健，还是迟钝、缓慢及其完成情况，平时的协调与适应能力。

（4）沟通：表情及语言、体态是否自然，语言表达能力、文字发音等是否正常。

（5）思维知觉：如其判断力、思维内容等是否正常。

（6）记忆力与注意力：短时或长时的记忆能力，学习新事物的能力及定向能力是否正常。

（7）高级认知功能：如计算能力、抽象思维能力等。

2. 压抑的评估 如是否产生失望、食欲减退、消沉甚至有自杀想法等。

3. 自我观念的评估 如自尊心、失落感等适应能力的变化。

4. 近期生活中应激事件的适应状况的评估 如丧偶或丧失工作或生活方式、经济状况发生改变等。

5. 参与社会活动状况的评估 是否参与社会活动，包括其家庭或朋友间的娱乐活动。

四、功能性评估

功能性评估包括日常生活活动和工具式日常活动（独居生活能力）评估。

1. 日常生活活动 指个体每日需执行的洗澡、穿衣、如厕、转位、大小便控制、进食等活动。正常人应在毫无帮助情况下独立完成，老年人或因病造成身体功能受限的人，需要依赖他人或辅助器方能完成。

2. 工具式日常活动　是指个体单独生活需要的一些基本能力或要素。独立生活能力包括：整理家务、准备饮食、服药、处理金钱、购物、使用电话和大众交通工具、活动能力、持家能力等。

五、评估的注意事项

1. 资料收集应选择较安静、优雅的场所，使老年人能在较舒适、轻松的环境中，自然地回答问题。

2. 资料收集过程中，应做到尊重老人，讲话时应采用温柔、关心、体贴的语气提出问题。讲话的速度需稍慢些，面带微笑，使其有信任感，能很好配合。

3. 收集资料时询问要得体，必须要有耐心。因为老年人反应较迟钝，注意力不易集中，因此询问需要的时间会比普通人长。但应注意会谈时间不宜过长，否则会造成老年人因疲劳而产生不耐烦，造成资料的准确性和完整性受损。

4. 对认知功能障碍的老年人收集资料时，可由主要照顾者或老伴一起参加，但主要仍应由老人自己回答，除非必要时可由他人协助提供资料。

5. 完整的老年人评估是包括多方面，护理人员对老年人进行评估时一定要全面考虑，重点放在预防问题发生，而不是单纯处理已发生的问题。

6. 掌握与老年人交流的技巧

（1）语言交流：护士在使用语言交流时应做到"CLEAR"，即 clarify（讲述清楚）、listen（认真倾听）、encourage（鼓励表扬）、acknowledge（表示感谢）、reflect and repeat（反应与重复）。

（2）非语言交流：护士在护理评估时还要注意观察老人的非语言交流，如表情、眼神、手势、坐姿等，并做到"SLEOR"，即 sit squarely and smile（面对面坐、微笑）、lean towards client（身体倾向患者）、eye contact（目光接触）、open and approachable（坦率、平易近人）、relax（放松、自然、大方）。

7. 1979 年美国护士协会提出，护士在实施评估、护理时应该关心的健康问题如下。

（1）个人生活自理能力受限，如不能自己梳洗、穿着、进食、如厕。

（2）休息、睡眠、呼吸、循环及其他系统功能减退。

（3）疼痛及不适。

（4）由于疾病或其他意外事件引起的情绪反应，如恐惧、焦虑、孤独、悲伤等。

（5）表达功能改变及语言障碍。

（6）判断及选择功能降低。

（7）由于健康情况影响个人的形象，如脱发、乳房切除、截肢等。

（8）对健康缺乏感觉适应，如听觉、视觉、触觉、味觉、嗅觉功能减退。

（9）生活过程中出现的各种压力而致身心反应。

第二节　老年人生活质量的综合评估

生活质量（QOL）是在生物 – 心理 – 社会医学模式下产生的一种新的健康测量技术。在生物 – 心理 – 社会医学模式下，健康观认为健康是"一种完整的躯体心理状况和对社会良好的适应性，而不是有疾病和伤残"，而死亡率、期望寿命和发病率只是能反映躯体的健康，未考虑到人的心理及社会适应性。对于老年人这一特殊群体，慢性退行性疾病的患病率比较高，甚至成为不可避免的倾向，用患病作为衡量健康与否的唯一指标，敏感性更低。老年保健的目标不是追求延长生命，而是趋向于提高生命质量，达到健康老龄化。因为健康测量指标必须反映不断变化的健康问题，一种健康问题解决了，将促使人们去关心更深层次的健康问题，Morris 称此为"洋葱原则"，即逐层深入的原则。为此，人们开始探讨新的健康测量指标，生活质量评价就是在这种历史背景下产生的，它是健康测量发展的必然结果。

一、生活质量的概念和特点

生活质量这一术语最早出现于社会学领域，1929 年，威廉·奥格博（Ogburn Willam F）就对这方面的研究表示了极大的兴趣。1957 年密西根大学古瑞

（Gurin）、威若夫（Veroff）和费尔德（Felod）联合几大院校进行了一次全国随机抽样调查，主要研究美国民众的精神健康和幸福感。海德雷·坎吹尔（Hadley Cantril）在1965年发表了13国关于生活满意程度和良好感觉比较的研究报告。他们认为生活质量是"对于生活及其各个方面的评价和总结，"其不但表达个人对生活总体的满意程度及对生活方面的感受，而且为研究个人生活各个方面（如婚姻、家庭、工作）的相对重要性提供了比较的基础和评价的依据。

二、生活质量评估的内容及量表

生活质量是一个内涵非常广泛的概念，包括健康定义中生物、心理、社会三个方面的内容及其生活中方方面面。一般包含以下几方面的内容。

（一）躯体健康的评估

躯体健康是生活质量评价最基本的内容。主要是从功能的角度反映老年人躯体健康状况。功能健康可影响到老年人心理健康水平，还可以影响到老年人社会适应能力。功能的评价可从日常生活功能的三个层次反映。

1. 基本的日常生活活动　其中包括正常人日常生活中所必须完成的动作，如吃饭、穿衣、如厕、修饰打扮、上下床活动等，丧失这一层次的功能，即失去生活自理的能力。常用评估量表为巴氏量表（Barthel Index）。每一个单元若能独立完成得10～15分，若需帮助方可完成得0～5分。

2. 工具使用的生活活动　反映老年人社会适应能力，包括购物、处理财务、做饭、做家务、旅游等内容，失去这一层次功能，则不能进行正常的社会活动，其活动范围将被限制在家庭狭小的区域内。

3. 高级日常生活功能　反映老年人的智能能动性和社会角色功能，失去这一层次的功能，将失去维持社会活动的基础。

（二）心理健康的评估

心理健康（psychological health）包含的内容中，反映正向健康的指标有生活满意度、总体幸福感，负向健康的指标有情感平衡量表、抑郁量表、焦虑量表、行为和认知功能等。

临床上最常用的老年人认知状态评估量表有由佛史丹（Folstein）提出的简易精神智力状态量表（Mini – Mental State Examination，MMSE），共分定向感、记录能力、注意力和计算力、回忆能力、抽象概念和语言能力等几项来评估。满分是 30 分，答对 1 项给 1 分，答错没有分。若低于 23 分为轻度认知功能损伤，16 分以下为重度认知功能损伤。正常老人的平均得分为 27.6 分，痴呆 9.7 分，忧郁 19 分，情感障碍 25 分。国内多采用简短精神状态量表（中国修改本）。

情感平衡量表是由 10 个项目组成的小型心理测量工具，用以揭示一般人群对日常生活中的事件，正向或负向的心理反应，作为反映幸福度和心理健康的良好指标，该量表测定个人应付日常生活中紧张事件的能力而不能确定精神或心理障碍，后者在紧张状态解除时仍继续存在。量表是自填的分量表（经常、有时、从不）最为常用。量表总分通过正向得分减去负向得分获得。

（三）社会功能的评估

社会功能包含两个不同的概念，社会交往（如访问朋友或走亲戚等）和社会支持。社会支持又分为情感支持和物质支持，前者对健康和生活质量更有作用。社会支持的测量结果代表了个人对某相互关系充分性的评价，包括可信赖并能向其倾诉心里话的人以及提供社会支持的数量。如果老年人受到别人的关心照顾和爱戴，并感到自己有存在的必要性，并能投身到丰富的晚年社会生活中去，则其社会健康状况良好。

（四）角色功能的评估

角色功能是指从事正常角色活动的能力，包括正式的工作、社会活动、家务活动等。角色功能受限的影响因素主要来源于躯体健康，但严重的心理障碍也可破坏其承担特定角色功能的能力。

（五）主观健康的评估

主观健康也可称为自我评价的健康，是健康测量和生活质量评价中广泛应用的指标。这个指标是基于对自身健康的认识，反映出对自身健康的评价。主观健康是一个非常好的综合指标，可反映躯体功能、心理健康、患病情况等生活质量总体状况。该指标也是反映人群健康状况的良好指标，并能揭示卫生服务需求和利用的程度。主观健康的测量可以用以下四个指标。

1. 确认健康即调查时被询问者对当时自身健康状况的认识。

2. 比较的健康是指同龄人相比自身健康状况如何。

3. 对自身健康的预测。

4. 对健康问题的担心程度等。

（六）影响健康的主客观因素的评估

1. 生活质量研究除反映健康的全部内涵外，还要收集各种生活中的主客观信息，如经济状况、住房情况、家庭关系、邻里关系。

2. 慢性病的患病情况及伴随的症状、卫生服务和社会服务的可及性、社会福利政策等。

（七）文化评估及文化休克

文化是特定人群为适应社会环境和物质环境而形成的共同的行为和价值模式，包括知识、信念、艺术、习俗、道德、法律和规范。

1. 文化评估 是护患之间相互作用的过程，在整个护理过程中护士首先要认识到患者可能与自己分属两个不同的文化背景，因而对健康观念、求医方法、习惯与传统的治疗方法均存在认识上的文化差异，这有助于护士去探索影响患者健康的各种文化因素，如饮食习惯、生活方式，也有助于护士克服自己的文化局限性。其次，文化评估还促使护士制定出符合老年患者文化背景、切合实际的护理措施。

2. 文化休克 是指个人生活在一个陌生的文化环境里所产生的迷惑与失落的经历。住院患者因病住院，从一个熟悉的环境进入一个陌生的环境，由于医患沟通障碍、日常活动改变、与家人分离的孤独、习惯与信念的差异等因素造成对患者的压力，称为住院患者的文化休克。

（1）原因：个体从一个环境到另一个环境，由于沟通障碍，日常活动改变，孤独，风俗习惯、态度、信仰的差异等各种因素导致个体产生生物、心理、情绪三方面的反应。文化休克是精神紧张综合征的一种，可见于老年人生活环境突然改变（住院、从农村进入城市、国外探亲、定居）等。

（2）分期：①陌生期：患者刚刚入院，对医院里的医生、护士、环境、设备都很陌生，对自己即将要进行的检查、治疗也很陌生，可能会接触很多新名词，如备皮、X线胸部透视、磁共振等。②清醒期：患者开始意识到自己将长时间在此停留，对自己疾病的治疗转为担忧，因思念家人而焦虑，不得不改变自己的习惯而产生受挫折感。此期是住院患者文化休克综合征中最难渡过的阶段。③适应期：患者经过一系列的调整和习惯，开始从心理上、机体上及精神上适应环境。

（3）文化休克的症状：主要表现为焦虑、恐惧、沮丧、绝望等情感反应，虽缺乏特异性，但结合临床通常不难判断。

三、生活质量评估的意义

生活质量是比健康更广的概念，除了健康的内容外，生活质量还包括住房质量、生活水平、邻里关系、工作满意程度等人在社会中所经历的各个方面。生活质量测量评价方法作为一种新的健康测量和评价技术，有其独特的优越性，这体现在以下几个方面。

1. 生活质量是多维的，不但包括躯体健康、心理健康、社会适应能力，还包括其生存环境的状况，如经济收入情况、住房情况、邻里关系、工作情况、卫生服务的可及性、社会服务的利用情况等诸方面。

2. 生活质量不但测量负向健康，也反映健康积极的方面。

3. 生活质量更注意疾病造成的结果，为卫生服务和社会服务需求提供了间接的依据。

4. 生活质量评价的主体是被测量者以往的健康测量中，医生、护士及流行病学家往往是健康测量的主体，通过躯体健康检查和心理测量来确定躯体和心理疾病是否存在。在新的医学模式下，人们不仅被视为生物的人，也被视为一个社会的人，所以人的切身感受受到很大重视，动摇了医务人员在健康测量中的垄断地位。现场调查和自填式问卷调查中，患者或被调查者的应答成为健康资料的重要来源。心理状况测试中测量主体的变化体现得尤其充分。

5. 传统的健康测量主要是以物理检查、生化检测、免疫学实验作为反映健康的主要手段，而未顾及受试对象对本身健康状况的评估。生活质量研究在利用各种诊断结果的同时，也搜集被测量者的主观感受资料。可获得其他检查方法不能得到的信息，如疼痛、情绪、满意度、幸福感、对自身健康状况的认识等。获得资料方式简单、便利、费用低，且不会给受试者造成躯体的痛苦。同时，因为主观感觉决定和影响其利用卫生服务的可能性，主观感觉提供了卫生服务需求的信息。

6. 生活质量评价既可反映群体健康，又可揭示个体生活质量的高低。不仅可反映特定人群总的健康水平，而且可对个体健康状况进行测定。

第四章　老年人常见健康问题的护理

第一节　老年人日常生活护理

日常生活是指身边的事情，具有连续性、习惯性、反复性、恒常性的特点。日常生活功能主要包括三个层次的内容：①基本的日常生活活动，丧失这一层次的功能，即失去生活自理的能力；②工具使用的生活活动，反映老年人社会适应能力，失去这一层次功能，则不能进行正常的社会活动，其活动范围将被限制在家庭狭小的区域内；③高级日常生活功能，反映老年人的智能能动性和社会角色功能，失去这一层次的功能，将失去维持社会活动的基础。老年人的日常生活护理包括居室环境、个人卫生、饮食、排泄、体育活动、睡眠、安全管理等方面的护理。良好的卫生习惯、合理的营养膳食结构、适当的健身活动，对老年人的身心健康有着重要意义。

一、居室环境

（一）居室设计

老年人的居室最好朝南，冬暖夏凉。室内陈设简单、明净、宽畅，便于活动。各个房间之间要保持平坦无障碍，方便行走或使用轮椅。

（二）盥洗室

因老年人膀胱容积缩小，容易出现尿频、尿急，卫生间的位置最好在卧室内，使用方便。地面应平坦、防滑。卫生用品放置在老年人方便易取的地方。安装坐式便桶，旁边装有扶手、呼叫器以便呼叫帮助。沐浴设备要求方便卫生，下水道排水通畅，地面无积水并防滑。

（三）温度和湿度

因老年人体温调节功能较差，冬季室温一般为 22～24℃，夏季为 28～30℃；

湿度为 50% ~ 60%。温度、湿度过高或过低，都会使老年人感觉不适。上午或傍晚应打开窗户通风 2 ~ 3 次，每次 30 分钟左右，以保持居室内空气新鲜，氧气充足。

（四）照明

居室内的照明，白天采用自然光，可使老年人感觉温暖、明亮、舒适，但阳光不要直射老年人的眼睛，以免引起眩晕。午睡时用窗帘或百叶窗遮挡光线。使用人工光源时，亮度要能调节，以适应老年人的不同需要。走廊、卫生间、楼梯及拐角暗处要保持一定的亮度，防止老年人因视力障碍而跌倒。阅读时可用床头灯或壁灯。夜间睡眠时，可根据老年人的生活习惯采用地灯或关灯，以利于睡眠。

（五）床单位

老年人的床铺应保持清洁、干燥、平整、柔软、舒适。床的高低合适，便于老年人上下床。桌、床旁配备床头柜或床旁桌，便于老年人卧床时饮水或取物。对高龄老年人或意识障碍的老年人，床旁应设床档。对长期卧床生活尚能部分自理的老年人，可选用带有轮子的床上桌以供老年人梳洗、用餐、阅读、写作之用。被褥的选择以轻暖、易于洗涤的棉织品为宜。床铺应每天整理，每周定期更换清洁的被套和床单。如有大小便失禁，应随时更换被单，并注意经常光照。

（六）安全管理

老化的生理性和病理性改变所造成的不安全因素，严重地威胁老年人的健康，甚至生命。老年人常见的安全问题有：跌倒、误吸、烫伤、坠床、误用药、心理伤害等，应采取有效的预防措施，保证老年人安全。①防跌倒及坠床：（见跌倒的预防及护理）。②防烫伤：老年人感觉迟钝，对冷热感觉不灵敏，沐浴、使用热敷、热水袋时，应严格掌握温度及时间，以防烫伤。③防止错用药物。④防止交叉感染：老年人免疫功能低下，对疾病的抵抗力减弱，应预防感染新的疾病。不宜多会客，必要时可"谢绝会客"。老年患者之间尽量避免互相走访，以防造成交叉感染。⑤预防心理伤害。

二、个人卫生

（一）衣着

老年人衣着应视其活动范围及经济条件适当挑选，一般选择全棉或真丝纺织品，形式可多样，保持轻暖、合体、美观。帽子可起到保暖及防暑作用，夏季可用大沿草帽遮阳，冬季宜戴毛织帽以防体温从头部向外扩散。老年人血液循环较差，应注意下肢保暖，避免受寒和潮湿，以防寒从足入。应注意老年人同样有美的追求，鼓励老年人自己选择穿着和保持整洁，以增强老年人的自信心和对生活的乐趣。对患有慢性病或穿着不能自理的老年患者，护理人员及家属应给予帮助。

（二）口腔卫生

老年人牙齿间隙增大，常引起食物嵌塞，加之唾液分泌减少、黏稠度增高等，有利于细菌生长，因此必须做好口腔护理。鼓励生活能自理或部分自理的老年人，晨起及睡前各刷牙 1 次，饭后漱口，冲洗食物残渣。对带有义齿的老年人，睡前一定要取下，以免误咽，有活动义齿的老年人每餐后应取下刷洗干净。老年人应定期口腔检查，对松动的牙齿要及时拔除。生活不能自理的老年人予以特殊口腔护理。

（三）沐浴

老年人皮肤较干燥，沐浴不宜过于频繁。夏天出汗多时，可每日淋浴或擦浴 1 次，冬天应减少沐浴次数（每 7 ~ 10 天 1 次即可），选用中性肥皂，调节适宜的水温（35 ~ 40℃）。在浴后可用一些润肤油保护皮肤，特别在冬春气候干燥时更要使用护肤品，以防水分蒸发、皮肤干裂。凡能自行洗澡者可用盆浴或淋浴，但应协助老年人做好准备，嘱咐老年人注意安全，勿反锁浴室门，以便家属可随时进入浴室观察情况。注意勿空腹沐浴。体质较弱的老年人，沐浴时必须有人协助。对长期卧床的老年人，家属要帮助擦浴。床上擦浴时，应备好全部的洗浴用品及应更换的被罩、衣服等。协助擦浴要掌握三个原则：①室温适宜，保持水温。关闭门窗，注意保暖，以防着凉。②擦浴时尽量少翻动，特别是有心脑血管疾病的老年患者，以防意外。③要注意观察老年人局部皮肤有无受压、红肿及全身反应。

（四）皮肤、头发及特殊部位卫生

1. 皮肤护理 对卧床不起的老年人，要加强皮肤护理，防止压疮。

2. 头发护理 老年人发质较脆弱，稀松易脱落，每日应梳理头发，刺激头皮血液循环。洗发不宜过于频繁。对卧床不起的老年人可给予床上洗发。

3. 保持外阴清洁　老年女性，每晚要用温水清洗会阴部，预防感染。

4. 足部护理　要注意老年人足部保暖与清洁，鞋子大小适宜。每晚用热水浸泡双足，以促进血液循环及睡眠。应定期修剪指甲及更换足垫。有糖尿病的老年人更要加强足部护理。

三、饮食护理

（一）饮食原则

1. 食物选择　适当限制热量的摄入，保持营养平衡，摄入足够优质蛋白、低脂、低糖、低盐、高维生素并摄入适量的含钙、含铁食物。

2. 食物加工　食物应松软、细烂，色、香、味俱全，以促进食欲，同时注意烹调时间和温度。

3. 少食多餐　必要时常规三餐以外辅以 2～3 次点心。

4. 注意餐饮卫生　不吃烟熏、烧焦、腌制、发霉、过烫、过期变质的食物，以防疾病发生。

（二）饮食指导

1. 老年人的膳食选择　①考虑老年人的食欲、咀嚼能力、消化吸收功能以及饮食习惯。②考虑老年人所患疾病对营养和各种食物成分的需要和特殊需求。食物中蛋白质、维生素和纤维素含量要丰富，少盐、少油、少糖、少辛辣调味品。各种原因引起的消化不良或咀嚼功能差的老年人可采用软、烂、碎、糊状的食物。主食如烂饭、粥、面条、面包、发糕；蔬菜适当切碎煮烂，土豆做成泥状，鱼、虾切成小薄片或做成羹，肉类剁成肉泥，蛋类可蒸蛋羹。一日三餐的量可酌情减少，而在两餐之间增加两次点心，以牛奶、豆浆、藕粉，再配以少量饼干、蛋糕等为宜。病情较重、没有食欲的老年患者，可给予流质饮食，少量多餐。每 2～3 小时 1 次，每次量为 200～300ml，选择营养价值高的食物，如蛋汤、鸡汤或肉汤、鲜橘汁、牛奶、豆浆、藕粉、麦乳精等。但流质供给的热量及营养成分相对不足，不宜长期食用。

2. 食物烹调　烹调食物和选择营养丰富的食物同样重要。如果烹调方法不当，会使食物中的营养素丢失 60% ~ 70%，甚至更多。蔬菜中的维生素 C 很容易在洗、切后及加热过程中被破坏，应现炒现切，用急火炒菜加热时间短，可保留大部分维生素 C，加醋也可减少维生素 C 的丢失。大豆和白薯营养丰富，但含有氧化酶，易引起胀气及反酸，可延长加热时间将其破坏。煮米饭时不宜多次淘洗、用水浸泡及用高压锅煮饭，以免维生素 B_1 损失。

3. 其他 患有急性病时宜素食、少食。例如发热体温升高时，消化酶可受抑制，在体温正常后消化酶的活动才趋于正常。在气温特别高的暑热季节宜食清淡食物，可饮用绿豆汤、酸梅汤等清凉解暑饮料。

(三) 水分的摄取

维持人体的新陈代谢，每日出入水量大约 2500ml，才能达到身体的水的平衡。老年人由于机体的老化，机体调节功能障碍。老年人应重视水分的摄取，心、肾功能低下，肾脏浓缩功能降低，排尿有所增加，每天耗水量大，如果不及时补偿失去的水分，容易发生脱水，会影响到体内代谢，久而久之，就会加重脏器的负担而发生疾病。加之中枢神经系统敏感性较弱，对缺水感受迟钝，即使脱水，也不觉口渴。所以老年人应每日主动适量饮水，以维持水的平衡。人体所需的水分一部分随食物进入体内或在食物代谢过程中产生。因此，每日饮水量应视饮食结构情况及气温、活动量等因素决定。一般不少于 1000ml，但也不宜过多，通常是 1000 ~ 2000ml。饮水在白天进行，晚上可限制饮水量。每日清晨可饮温开水或凉开水 300 ~ 400ml（或蜂蜜调水冲服），有以下优点：①胃肠每天得到冲洗清理，粪便不易淤积干结，发生便秘。②清晨饮水也能冲洗泌尿道，排除毒素保护肾脏，防止尿路感染及结石。③夜间睡眠中，血液黏度增高，对有动脉硬化者特别不利，清晨在活动前饮水能降低血液黏度和保护心脑血管，并能减少在体力活动和锻炼中发生血栓形成或栓塞的机会。④茶水是我国传统饮料，它有促进新陈代谢、解除疲劳、利尿、增进食欲和帮助消化等作用，可适当饮用。

四、排泄护理

(一) 安排规律的排便时间

良好的排便时间建立在稳定的生活规律基础之上。老年人最适宜的排便时间

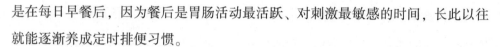

是在每日早餐后，因为餐后是胃肠活动最活跃、对刺激最敏感的时间，长此以往就能逐渐养成定时排便习惯。

（二）安置合适的排便环境

环境是影响排便的心理因素之一，要为老年人创造一个独立、隐蔽、宽松的排便环境。能够行走和坐轮椅的老年人，应尽量搀扶老年人如厕排便。便桶旁应设有扶手或其他支撑物，以便老年人能便后助力起身。如不能如厕排便者，应关闭门窗，拉帘遮挡，便后应及时处理排泄物，开窗通风，保证老年人所处的环境清洁，空气清新无异味。

（三）采取舒适的排便姿势

1. 蹲位排便 蹲位是最佳排便姿势，因为蹲下时腹部肌肉受压，腹腔内的压力增加，可促进排便。但是有高血压、心脏病的老年人，应避免采取蹲位，以免下蹲时间过久导致血压改变或加重心脏负担而发生意外。老年人蹲位排便的时间不宜过久，起身要缓慢，要借助扶手支撑身体或由他人在旁扶助。

2. 坐位排便 蹲位排便容易使粪便顺利排出，但是较费力且易疲劳，老年人体力较弱常难以坚持，因此老年人宜用坐位排便。排便时身体向前倾斜，有利于增加腹压，促进排便。

3. 卧位排便 体弱或因病不能下床的老年人，需要在床上使用便器排便，如果情况许可将床头抬高 30°~50°，扶老年人取半卧位排便。卧床老年人可使用便盆。

五、休息与活动

动与静、活动与休息、锻炼与养护是一系列矛盾对立统一体。只注意休息而忽视活动，往往使身体变得虚弱，对疾病的抵抗和对环境的适应力降低，不能保持健康。但只注意活动而不重视休息，则又容易超过身体具有的负荷能力，引起过度劳累、损伤或其他意外。只有适当的休息与合理的活动相结合，才能很好地保持健康。

（一）休息

休息既是对活动而言，又是对工作而言的。休息有狭义和广义之分。狭义的休息是指工作一段时间后停歇下来的休息。无论是坐、躺或其他形式的放松都是休息。广义的休息，是指变换一种活动方式，如坐久了，站起来活动；看书后闭目养神，或向远处眺望。无论通过什么方式，只要能使身体从工作、劳动中暂时解脱出来，使机体的功能得以调整和恢复，都是一种休息。动静结合本身就是一种理想的休息方式。

（二）活动

活动，泛指各种形式的体育活动、娱乐活动、家务劳动以及社会活动和专业技术活动等。老年人从生理和心理的角度都需要适当的活动。各种活动能保持身体各部位特别是运动系统和神经系统的功能，防止肌肉萎缩、关节僵硬、骨质疏松及其他退行性改变。通过活动增加了与外界自然环境和社会环境的接触，提高生活情趣，训练大脑活力，有利于保持老年人的活动记忆力和分析能力。各种形式的活动对老年人的心理都能够起到积极的作用。让老年人体验到虽然已进入老年期，但仍有一定的活动能力，能够很好地照顾自己、家庭，联系老朋友，结识新朋友，学习新知识，发挥余热为国家、为社会做出新的贡献。运动中应注意：①避免剧烈的竞赛性运动；②避免危险动作，如快速体位变换、倒立、屏气、跳跃、向后退行、单腿站立等；③无论属于脑力或体力的活动，都应避免活动时间持续过久，控制每日活动的总时间，并注意中间休息；④参加特殊活动应有专人照顾，如外出旅游和集体活动时，应有专职保健或医护人员陪同。

第二节　老年人跌倒的预防和护理

跌倒是指从平地行走时或稍高处摔倒在地，多见于老年人（特别是高龄老年人）。据报道，65 岁以上家居的老年人中，男性21% ～23%，女性43% ～44%曾发生过跌倒。在我国，85 岁以上老年人跌倒发生率，男性为301.7/10 万，女性为404.4/10 万。因跌倒而发生骨折者为3% ～5%，多数属重要部位骨折。在髋关节、骨盆、前臂这些部位的骨折中，有90% 由跌倒引起。老年人跌倒后如发生骨折往往造成不能步行，生活不能自理，甚至要长期卧床，导致多种并发症如压疮、栓塞等，严重时可导致突然出现瘫痪、意识丧失等。老年人跌倒不仅影响躯体健康，还可影响到老年人的心理和社会健康，甚至危及生命。因此，积极预防老年人跌倒是维护老年人健康、保证老年人生活质量的重要护理措施。

老年人跌倒的原因分主观因素和客观因素两个方面。

1. 主观因素 老年人的步行能力出现障碍。正常步行能力的维持决定于站立和行走时姿势的平衡和步态的稳定能力。随着身体的老化和多种疾病的影响，老年人姿势平衡和步履稳定的能力逐渐变差，因而容易跌倒。常见病因如下。

（1）影响脑血流灌注及氧供应的全身性疾病：如心律失常、充血性心力衰竭、血压过高、糖尿病患者的低血糖反应、症状性低血压等均可导致患者头晕、体力不支而跌倒。

（2）听觉、视觉、平衡功能障碍：老年人由于视觉（包括视力、视野）、听觉、触觉、前庭及本位感觉等功能的损害及减退，均减少传入中枢神经系统的信息，影响大脑的准确分析、判断。患有脑血栓、帕金森病、内耳眩晕症、小脑功能不全的老年患者平衡功能较差，容易跌倒。特别是周围神经病变的无症状性，往往被忽视，临床上应视其为跌倒的真正危险因素。

（3）骨骼关节肌肉疾病：骨骼关节肌肉疾病致使活动障碍或肌力减弱而跌倒。老年人由于髋、膝、踝关节活动障碍、肌无力而跌倒的占躯体因素的75%。

（4）药物副作用与酒精中毒：很多药物和酒精可以影响神志、精神、视觉、步态、平衡、血压等，增加跌倒的发生率。这些药物包括麻醉药、镇静催眠药、抗焦虑抑郁药、降压与利尿药、扩血管药、维生素及钙剂。

（5）坠床：也是住院老年人跌倒的主要原因，多见于意识不清或意识清楚但自身平衡功能减退而不能敏捷回避险情的老年人。

2. 客观因素

（1）环境因素：①光滑的地面、纹理过多的地面、装饰重复性过多的地毯、松脱的地毯、过道障碍物及走路时踩到香蕉皮等均可使老年患者站立不稳而跌倒。②不适宜的家具及卫生设施：大多数老年人跌倒发生在室内，过强或过暗的灯光、浴室和楼梯缺少扶手、沙发过于凹陷或过于松软、马桶座椅过低、卧室里家具摆放不当等均是构成老年人跌倒的潜在的危险因素。

（2）活动有关的危险因素：大多数老年人的跌倒是在活动（如行走或变换体位）或重体力劳动时发生，从事有较大危险性的活动（如爬梯子或参加体育活动）时也有发生。发生在上下楼梯时的跌倒约10%（尤其是下楼梯时）。

【护理评估】

1. 跌倒发生史　向老年人及家属询问跌倒时情景，了解跌倒前有无出现头痛、头晕、胸闷、心悸、呼吸短促、单侧肢体无力、口齿不清；跌倒后有无出现大小便失禁、意识丧失，有无受伤。

2. 跌倒的危险因素评估

（1）身体评估

①测量站立时的血压，以确定有无直立性低血压。

②感官系统：检查听力、视力和视野，有无白内障、黄斑退化、失聪。

③心血管检查：有无血压异常、心律失常、心力衰竭、心血管杂音。

④神经系统检查：精神状态，心情和行为改变，如有无抑郁、焦虑、压力刺激等。有无外周神经病变、颈椎病、帕金森病、脑血管疾病以及共济失调。

⑤移动情况的检查：包括平衡、步态、移动等。采用跌倒风险评估，通过"止步交谈"现象的观察、平衡功能的评测及跌倒预测指数等多项危险因素检查，正确评估老年人的活动能力，筛选易跌倒高危人群。

（2）居家安全环境评估：包括光线；地面类型、潮湿和防滑程度，楼梯的扶手，台阶设计是否合理、边界是否清晰；家具高低是否适合，有无轮子等；浴室的设计情况；鞋的类型和大小、衣裤的长度是否合适；老年人是否使用合适的辅助工具。

【常用护理诊断】

1. 感知障碍与老年人的器官功能减退有关。

2. 有受伤的危险与老年人感知运动障碍和环境不安全因素有关。

【预防及护理】

1. 针对老年人跌倒常见的主观危险因素的预防护理措施。

（1）采用跌倒风险评估：对存在跌倒危险因素的患者，帮助其分析可能的诱发因素，提出预防措施。将有跌倒倾向的患者分等级并做标记，便于外出检查时得到防护照顾，可有效地预防跌倒。

（2）重视老年人自身疾病导致的跌倒

①预防组织灌注不足致头晕目眩而跌倒：对患有高血压、冠心病、糖尿病、直立性低血压的老年患者，入院时了解其晕厥史，帮助患者分析可能的危险因素及发病的前驱症状，掌握发病规律。当患者主诉有不适感觉或观察到患者有异常变化，立即搀扶至床上或沙发上，再作进一步处理。

②预防平衡功能障碍致跌倒：对患有脑血栓后遗症、帕金森病、内耳眩晕症、小脑功能不全等平衡功能障碍的患者，应在医师协助下，评估其步态及平衡能力，进行必要的功能训练。对于高危患者，日常活动如起床、散步、如厕、沐浴等都应随时有人照顾，以防跌倒。

③预防视力、暗适应力减退导致感知改变而跌倒：保证老年人住房照明充足。为老年人创造一个物品放置固定、有序的生活环境。指导老年人不要在暗室久留，少看电视、电影。告诫老年人避免用眼过度疲劳，尤其是需精细用眼的活动最好放在上午进行，外出活动要安排在白天进行。患有老年性白内障、青光眼者应及时手术治疗。

④预防听力减退导致感知改变而跌倒：仔细检查老年人有无耳垢堆积，如有则滴入油剂软化耳垢，再清除；听力检查及评估；帮助并指导老年人正确使用助听器及相应训练；告诉老年人应尽量避免使用可引起听力障碍的药物。视觉、听力差的老年人外出一定要有人陪同，遇到危险时及时提醒，以减少跌倒的发生。

⑤预防骨骼关节肌肉疾病导致移动障碍引起跌倒：治疗颈椎病；平衡与步态训练，增强肌肉力量的体操练习；使用适当的步行辅助器具；理疗、热敷、红外线照射能缓解肌肉痉挛，促进血液循环。

⑥预防老年人肢体协调功能减弱引起跌倒：老年人外出行走要注意行路安全，步伐要慢，尽可能使用双脚来支撑身体重心；对有跌倒倾向的老年人，尤其是75岁以上者，外出要有人陪同；鞋子大小要适当，鞋底要稳实。

⑦指导老年人使用带轮子或不带轮子的助行器。

（3）功能锻炼指导：有规律的锻炼有利于防止跌倒。运动形式应适合老年人特点，并结合个人兴趣及活动能力采用不同的运动，如散步、慢跑、各种形式的体操及太极拳等。

（4）预防药物不良反应：老年人的内服药和外用药应分开，药品标签要很明显，分发药物时要讲解清楚。对服用镇静、催眠药的老年人，最好上床后服用，以防药物在老年人上床前起作用而引起跌倒。告诫老年人早晨未完全清醒时不要下床活动。对于酗酒的老年人，多进行健康知识宣教，避免饮酒过量。应用降糖、降压及利尿药物的患者，注意用药后的反应；教育老年人不乱用药，尽量减少服用药物的种类和量。

（5）坠床的预防及护理：①对意识障碍的老年人应加床挡；②睡眠中翻身幅度较大或身材高大的老年人，应在床旁用椅子护挡；③如果发现老年人睡近床边缘时，要及时护挡，必要时把老年人推向床中央，以防老年人坠床摔伤。

2. 建立适合老年特点的居家环境及社区环境。

（1）心理指导：老年人常有不服老、不愿麻烦别人的心理，尤其对生活小事，愿意自己动手。故要多做卫生宣教，使其掌握自身的健康状况和活动能力。

（2）衣着：避免穿那些衣摆过长会绊脚的长裤、睡衣或衣衫。走动时应穿合脚的布鞋，尽量不穿拖鞋。穿脱袜子、鞋、裤应坐着进行，防止跌倒。

（3）地板：潮湿的地板容易使人跌倒，因此，在浴室里靠近洗手盆、浴缸、厕座周围的地板要铺防滑砖或防滑胶布。打蜡地板所用的蜡应为防滑地板蜡，厨房盥洗盆附近的地板应铺上防滑垫。

（4）通道：通道地板要平整，不要有障碍物，以免使老年人绊倒。

（5）照明：光线阴暗使人看不清危险障碍，因此要注意在楼梯、浴室、卧室等处保证有足够的照明。

（6）楼梯：要有楼梯扶手，并有方便的照明开关。每一级楼梯的高度不应超过15cm。

（7）扶手：浴室、洗手间、厕座应有稳实的扶手方便进出。

（8）睡床：高低要适当，否则上下床时易跌倒；从床垫面至地板高度45～

48cm 较适宜。床垫不宜太松软，否则在床上不易坐稳。

总之，老年人的安全护理不仅要重视预防跌倒，还要有专门适合高龄老年人居住的居家环境，建立无障碍的生活社区，才能使老年人颐养天年。

第三节　老年人便秘的护理

便秘指正常的排便形态改变，排便次数减少或排便时间明显延长，排出过干、过硬的粪便，且排便困难。便秘不是一种疾病，而是由各种疾病引起的消化系统的常见症状，也是老年人常见的健康问题。

一、病因

1. 饮食因素　老年人咀嚼能力下降、消化功能减退、食物摄入量减少、饮食精细、食物中纤维素含量不足是老年人便秘的主要原因之一。

2. 饮水不足　老年人对体内高渗状态调节反应下降，口渴感觉较差，饮水不足使机体处于脱水状态，导致便秘。

3. 体力活动减少　体力活动能促进肠蠕动，有利于保持正常排便习惯。老年人活动能力下降，特别是患慢性疾病、长期卧床不起、生活不能自理者，肠蠕动功能较差，肠内容物长时间停留在肠腔内，水分被过度吸收，造成粪质干结，排便困难。

4. 药物作用　便秘是许多药物的常见副作用。抑制肠蠕动而引起便秘。含铝、钙离子的制酸药以及铋制剂具有收敛作用，使肠内容物水分过度吸收也可引起便秘。

5. 中枢神经病变　如脊髓损伤、帕金森病、脑血管病变（卒中）、痴呆等，这些疾病可使排便反射迟缓，肠蠕动减慢，粪便干燥不易排出。

6. 精神因素　精神过度紧张或抑郁，抑制了自然排便反射，可发生或发展成严重便秘。

7. 其他因素　老年人直肠对膨胀感觉迟钝，常缺乏便意。正常直肠内容物不超过 200ml，但当直肠内感觉迟钝时，粪块嵌塞的容积可达 500ml 或更多，所以，老年人易出现粪块嵌塞现象。老年人腹肌、直肠肌肉萎缩，张力减退，排便无力。老年人功能性肠蠕动减慢。不习惯于床上排便及缺乏隐蔽的排便环境。

二、分类

根据胃肠道有无器质性病变而分为功能性（原发性）和器质性（继发性）便秘。因结肠、直肠收缩无力成弛缓状态而便秘者称为迟缓性便秘。由结肠出口病变导致粪便不能排出者称为出口梗阻性便秘。

三、特点

1. 排便次数少，排便间隔时间延长，便量减少。

2. 易出现全身中毒症状：由于肠蠕动缓慢，肠内蛋白质分解，腐败发酵加重，其终末产物如酚类、吲哚、粪臭素等有害物质的吸收可造成患者腹胀、腹痛、头晕、乏力、口苦、精神淡漠、食欲减退等。

3. 老年人便秘时精神压力较大，易对便秘产生恐惧感，惧怕排便，久之形成恶性循环，排便更加困难。

4. 老年便秘者排便时费力，易出现大汗淋漓、虚脱，甚至发生脑出血、心肌梗死、猝死，约占心、脑疾病死亡诱因中的10%。

【护理评估】

1. 健康史 ①了解老年人最近一次排便时间。有无食欲下降、腹胀、腹痛、心悸、胸闷等情况。②有无精神过度紧张。③了解老年人既往排便习惯，如有无定时排便习惯、两次排便间隔时间、每次排便所用时间。④是否常用泻剂或其他用药史，如抗胆碱能药物、鸦片制剂、抗抑郁药等。⑤了解老年人饮食习惯，饮食的种类和量。

2. 身体评估 ①触诊：在左下腹可触及粪块。②直肠指检：有助于发现直肠癌、痔疮、肛裂、炎症、狭窄、坚硬粪块阻塞、外来压迫、肛门括约肌或松弛等。

3. 实验室及其他检查 ①粪便检查：必要时做粪便常规检查及隐血试验。②内镜检查：疑有肿瘤或巨结肠者可做内镜检查，必要时做活组织检查。③X线检查：疑有出口梗阻性便秘时可做钡剂灌肠。

【护理措施】

1. 观察 观察患者排便的次数、间隔时间，粪便形状、硬度、有无脓血和黏液等。

2. 饮食护理 指导老年人合理膳食，增加食物中纤维素含量。

3. 行为疗法 指导老年人定时正确排便。

4. 药物护理 严重的便秘经饮食和行为疗法无效时，可采取灌肠、导泻等治疗。①容积性泻剂：主要是各种含植物纤维素制剂。此类泻药不能被人体消化和吸收，从而增加粪量和软化粪质，并可轻度刺激结肠蠕动，如车前子等。②润滑性泻剂：如液状石蜡、麻仁丸、甘油栓等。③促胃肠动力药：如西沙比利等。④灌肠治疗：灌肠治疗是一种临时性治疗措施，通过灌肠刺激肠蠕动，软化粪便，排出积气和粪便，减轻腹胀解除便秘。灌肠方法：用温生理盐水液500～1000ml灌肠。灌肠仅临时用于慢性便秘，以清除粪便或嵌顿直肠内的干结粪粒。由于老年人长期不良的排便习惯，结肠肌层变薄，肠道张力降低，直肠因长期积粪而扩张、低垂，因此，灌肠时要注意灌肠液适当的高度、速度和溶液量，操作宜轻柔，防止穿破直肠。⑤老年人应尽量避免口服硫酸镁、蓖麻油、番泻叶等强刺激性泻药，以免导致肠功能紊乱，水、电解质、酸碱平衡失调。

5. 手指取便法 当粪便嵌塞于肛门直肠，用泻药无效时，可让老年人左侧卧位，用戴手套的示指将干结粪便粉碎取出，或用油剂保留灌肠，将粪块软化后再粉碎取出。

6. 心理护理 提供适宜、隐蔽的排便环境，给予心理安慰，解除患者排便顾虑。

【健康教育】

1. 膳食指导 ①多食纤维素丰富的食物（粗制面粉、粗制大米、玉米粉、芹菜、菠菜、水果等），以增加粪便量达到刺激肠蠕动的目的。开始食用粗纤维食物时应从少到多，逐渐增量，以免因肠道刺激而引起腹泻或梗阻。②蜂蜜与大枣有润肠通便的作用。大枣可去核连皮食用，蜂蜜可调水冲服。此外，芝麻、桃仁等也有通便的作用。③鼓励老年人多饮水，病情许可时，每日饮水量应不少于2000ml，最好清晨空腹时喝一杯 300～400ml 的温开水或凉开水，或含少量食盐的淡盐水、蜂蜜水，可以增加肠蠕动，有助于排便。

2. 指导老年人建立良好的排便习惯 ①定时排便：不管是否有便意，每天应定时模拟排便，以便建立良好的排便反射。②排便时间：一般在早餐后进行，因为此时结肠活动比较活跃。③注意事项：排便时要集中注意力，同时双手压迫腹部或作咳嗽动作，增加腹压以利于排便。

3. 腹部按摩 加强腹部肌肉的锻炼，可每日顺时针方向按摩腹部数次，增加蠕动，促进排便。

4. 适当运动 适当运动尤其是到户外活动有利于增加胃肠蠕动，增进食欲，预防便秘，促使老年人保持最佳的生理功能和心理状态。

5. 心理指导 保持乐观的精神状态，消除紧张因素，克服焦虑。

6. 预防意外 有高血压、心脑血管疾患的老年人要避免用力排便，以防发生意外。

第四节　老年人大便失禁的护理

大便失禁是指肛门括约肌不受意识的控制而不自主的排便。大便失禁易造成多种并发症，严重影响患者的生活质量，不仅给患者带来了极大的痛苦，而且也给护理工作带来诸多困难。大便失禁是医院、护理之家和家庭病床护理中常遇到的问题，尤其在老年人、重危患者及瘫痪卧床患者中其发生率居高不下。随着人口老龄化的趋势，大便失禁已成为医疗、护理急需解决的问题。

一、病因

1. 肛门直肠肌肉松弛或反射功能不良引起失禁。

2. 肛管直肠脱垂、内痔脱出等机械性障碍引起失禁。

3. 由于手术损伤和分娩时外阴破裂引起的括约肌局部缺陷，肛门直肠环和括约肌局部缺损被黏膜代替脱出肛外者，直肠癌术后无肛门括约肌功能引起失禁。

4. 骨盆底部肌肉组织损伤引起盆底肌功能障碍。

二、分类

大便失禁可分为完全失禁和不完全失禁。

1. 大便完全失禁　不能随意控制粪便及气体的排出。

2. 大便不完全失禁　能控制粪便排出，而不能控制稀便和气体排出。

三、特点

患者不自主地排出粪便。

【护理评估】

1. 询问病史和了解老年人是否不自主的排出粪便；观察患者排便的性质、规律和颜色。

2. 评估老年人是否有忧郁、自卑、恐惧心理以及家属对其理解、关心程度。

3. 视诊肛门、直肠指诊、内镜检查。

4. 肛门直肠生理学测定肛管测压、肌电图描记肛门括约肌的功能状况及神经支配情况。

5. 排便造影测定肛门括约肌和肛管、直肠的形态功能和动力学功能。

【常用护理诊断】

1. 有皮肤完整性受损的危险　与粪便刺激局部皮肤有关。

2. 有体液不足的危险　与长期大便失禁有关。

3. 自我形象紊乱　与大便失禁引起的不良气味有关。

【护理措施】

1. 心理护理　大便失禁的老年人常因不能控制排便而感到窘迫、自卑和焦

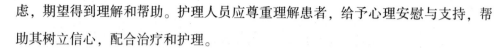

虑，期望得到理解和帮助。护理人员应尊重理解患者，给予心理安慰与支持，帮助其树立信心，配合治疗和护理。

2. 皮肤护理 床上铺橡胶单、中单或一次性尿布，保护会阴部及肛门周围皮肤干燥，防止破溃。肛门周围的皮肤常因频繁的稀便刺激发红，每次便后用温水洗净肛门周围及臀部皮肤。必要时，肛门周围可涂搽氧化锌软膏。严重者每日两次局部烤灯，每次 20 ~ 30 分钟，以保持皮肤干燥。稀便常流不止者，为保持皮肤完好和保证治疗的顺利进行，可暂用纱球堵塞肛门口以防粪便流出。

3. 饮食原则 进食营养丰富，容易消化、吸收、少渣少油的食物，以减轻胃肠道的负担。如饮食所含营养不能满足身体的需要时，应从肠道外补充营养。腹泻严重时，可短期禁食，或吃清淡流质，如米汤、面汤、果汁等；恢复期吃少渣、少油半流食，如精细汤面、稀粥等。止泻后，吃软食，如蛋羹、菜泥、瘦肉末、软饭等。

4. 卧床休息 腹泻使营养大量流失，造成老年人身体虚弱，为减少热量消耗，需适当休息，必要时观察血压和皮肤弹性，注意有无脱水及电解质失衡现象。

5. 观察 观察粪便色、性、味、量。采集新鲜大便标本送验。

6. 补充水分 饮水量不够时，可适当补液防止脱水，保持水、电解质平衡。

7. 掌握卧床老年人的排便规律 掌握卧床老年人排便的规律，及时给予便盆。被单脏、湿后应及时更换。

8. 手术治疗的护理 对于有肛门括约肌和骨盆底部肌肉组织损伤的患者可采用括约肌成形术、修补术等手术治疗，此类手术易发生感染以致影响疗效，故术后护理至关重要。

（1）饮食由无渣流质逐渐过渡到少渣食物，早期控制排便的次数和量，同时防止便秘。

（2）注重肛门、会阴肌肉锻炼以增强肛门会阴部肌肉的功能。

（3）创面换药每日 1 ~ 2 次，便后及时换药。

9. 其他 被疑为传染病腹泻的老年人，应进行消化道隔离。

【健康教育】

1. 教会患者进行肛门括约肌及盆底部肌肉收缩锻炼。指导患者取立、坐或卧位，试做排便动作，先慢慢收缩肌肉，然后再慢慢放松，每次 10 秒左右，连续 10 次，每次锻炼 20 ~ 30 分钟，每日数次，以患者感觉不疲乏为宜。

2. 指导老年人及家属保持床褥、衣服清洁，室内空气清新，及时更换污湿的衣裤及被单，定时开窗通气，除去不良气味。

第五节　老年人尿失禁的护理

尿失禁是指个体不能控制膀胱排尿功能，使尿液不自主外流的现象。尿失禁是老年人泌尿系统最常见的病症之一。据调查，有 15% ~ 30% 的老年人患有不同程度的尿失禁，老年妇女尤为多见。尿失禁不仅易损伤老年人的皮肤，增加尿路感染的危险，而且还易使老年人产生心理压力，影响老年人正常社交、家庭和睦，加速老年人老化。

一、病因

尿失禁可由多种疾病引起，并非正常的老化现象。引起老年人尿失禁的病因比较复杂，可由局部或全身因素引起。

1. 老年人对膀胱的控制能力下降，膀胱容量减少，膀胱平滑肌之间出现致密连接，使膀胱平滑肌出现非自主性收缩等，是老年人发生尿失禁的生理因素。

2. 急性尿失禁常由急性意识障碍、急性泌尿系统感染、使用某些镇静剂或利尿剂、抑郁症、环境因素等引起，一旦去除病因后急性尿失禁症状即可消失。

3. 慢性尿失禁有以下病因。

（1）压力性尿失禁：与盆底肌肉松弛，膀胱、尿道括约肌张力减弱有关。

（2）急迫性尿失禁：与膀胱肿瘤、膀胱炎、尿道炎刺激逼尿肌有关。

（3）充盈性尿失禁：与脊髓损伤所致的排尿冲动传导障碍及下尿路梗阻有关。

4. 老年人因疾病导致意识障碍而引起尿失禁最为常见。

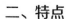

二、特点

1. 压力性尿失禁的特点为咳嗽、喷嚏、大笑等短暂腹压升高时所致尿液不自主溢出。常见于老年妇女。

2. 急迫性尿失禁的特点为尿意产生的同时，尿液已从尿道口流出，几乎没有预兆。这种尿失禁多伴有尿频、尿急等症状。

3. 充盈性尿失禁表现为膀胱内尿液充盈达到一定压力时，有少量尿液不自主溢出。

4. 老年人皮肤抵抗力较差，活动较少，尿失禁时易产生压疮。老年人尿路黏膜抵抗力下降，尿失禁时易导致泌尿系统感染。

5. 尿失禁使老年人自我照顾能力减弱，生活更为不便，生活质量明显下降，加速了老化。

6. 尿失禁易使老年人产生自卑、害羞、自我厌恶、忧郁心理，害怕别人嫌弃，影响正常交往。

三、治疗原则

1. 一般治疗　加强营养，锻炼身体，锻炼盆底肌力，关心安慰老年尿失禁者。

2. 病因治疗　①治疗急性尿失禁的病因；②老年妇女雌激素减少所致的尿失禁，可谨慎补充雌激素；③感染所致的尿失禁，需抗炎治疗；④肿瘤、结石所致的尿失禁，可进行手术治疗。

3. 人工尿道括约肌植入手术，成功率已达 90% 以上，但费用昂贵，尚未普及。

【护理评估】

1. 健康史

（1）现病史：询问老年人是否有尿频、尿急、滴尿、溢尿情况，其程度及诱因。了解老年人心理状况及亲朋好友对其关心程度。了解家庭经济状况、家庭

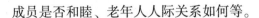

成员是否和睦、老年人人际关系如何等。

（2）既往史：了解尿失禁发生及持续时间，是否伴有意识障碍、泌尿系统感染、盆底肌肉松弛、膀胱或尿道括约肌张力减弱、膀胱肿瘤、脊髓损伤等病史。了解老年人日常生活自理能力情况及生活习惯等。

（3）用药史：是否用过某些镇静剂、利尿剂等。

2. 身体评估 检查神志、精神状况，会阴局部有无红肿、溃破现象。

【常用护理诊断】

1. 社交隔离 与身体异味及不能自主控制排尿有关。

2. 皮肤完整性受损 与尿液刺激皮肤有关。

3. 自我形象不自信 与佩带尿袋、尿垫导致身体异味有关。

【护理措施】

1. 一般护理 ①观察：观察老年人会阴局部有无红肿、溃破。②休息、活动：病情允许情况下鼓励老年尿失禁者适当活动，生活自理或部分自理，避免劳累。③饮食：提供高蛋白、高维生素易消化饮食。指导老年尿失禁者不要过分限水，白天足量摄水，一般1500～2000ml，晚餐后限量摄水，以防脱水或入睡后溢尿，但不能一次大量饮水。不饮茶水及刺激性饮料。④心理护理：注意老年尿失禁者的情绪变化，了解其心理状况，给予体贴的照顾和安慰。提醒家属不要嫌弃老年尿失禁者，应理解、关心老年人，主动协助他们到户外参加力所能及的社交活动。

2. 特殊护理

（1）保持会阴清洁：对尿失禁老年人应及时更换潮湿的尿垫和衣裤，用温水清洗会阴和臀部，并用柔软的毛巾擦干。对长期卧床的老年妇女，选择吸湿性强、通气良好、柔软的棉织尿垫为好。一次性纸尿垫吸水性强，对皮肤刺激性小，但通气性差，不适宜长期使用。老年男性可用阴茎套将小便引流入便器，也可用保鲜袋接尿。更换阴茎套、保鲜袋时，要清洗阴茎，适当透气。尽量不用留置导尿法，以免引起泌尿系统感染。保持会阴清洁、干燥、透气是护理老年尿失禁患者的重点。

（2）排尿功能训练：排尿功能训练是尿失禁老年人重要的康复措施。训练时要制定合理的计划，持之以恒，其方法为：让老年尿失禁者每隔 1～2 小时排尿一次，排尿时可按摩膀胱区或身体前后摇摆促进排尿，但在非排尿时间内尽量让老年人憋尿。坚持一段时间后，再逐渐延长排尿间隔的时间。在训练的同时要鼓励老年人多喝水，以便有足够的尿量刺激排尿反射的恢复。

（3）盆底肌肉锻炼：因膀胱括约肌、尿道括约肌与盆底肌肉邻近，锻炼盆底肌肉可以增强膀胱括约肌、尿道括约肌的收缩力，控制排尿。锻炼盆底肌肉具体训练方法：收缩肛门，每次 10 秒，放松间歇 10 秒，连续练习 15～30 分钟，每日数次，4～6 周为一疗程。患者自我观察训练效果方法：让老年人自己用示指、中指插入阴道或用拇指插入肛门，体验盆底肌肉收缩对手指的紧缩程度和力量。

（4）压力性尿失禁护理：可综合采取盆底肌肉锻炼、排尿功能训练等方法缓解症状。

（5）急迫性尿失禁护理：让老年人穿宽松、易脱的裤子，以方便排尿。同时，也可采取锻炼盆底肌肉的方法，增强排尿控制力。

（6）充盈性尿失禁护理：经常提醒老年人及时排尿，或采用二次排尿法，即排尿后坐在坐便器上数分钟，再排尿一次，以减少膀胱内的残余尿量。

（7）阴道压迫法：用子宫托或气囊置入阴道，增加尿道闭合力，防止溢尿。

【健康教育】

经常开窗换气，减轻室内异味。保持会阴局部清洁、干燥、透气，勤洗会阴、勤换内裤。参加一些适宜自己的轻松的户外活动，如散步、做操、短途旅游等，以增强体质。外出时及时更换护垫、尿垫。在公共场合只喝小口水，含在口中，不立即吞下，以减少尿量。坚持进行盆底肌肉锻炼、排尿功能训练。加强营养，避免刺激性饮食，戒烟、酒。鼓励老年人的亲朋好友多与老年人沟通，理解、关心、体贴他们，给予精神上的安慰、生活上的照顾、经济上的支持，提高老年人的生活质量。

第五章　老年呼吸系统常见疾病的护理

呼吸系统是人体重要的生命器官，包括鼻、咽、喉、气管、支气管和肺。人体的肺脏在12岁进入生长发育期，约至25岁发育成熟，肺功能达到峰值，30岁以后，呼吸系统开始老化，结构开始出现退行性变，功能也随年龄增加而逐步减退，约60岁以后，呼吸系统结构与功能的老化日趋明显。老年人呼吸系统疾病发病率较高，其中慢性阻塞性肺疾病、老年性肺炎、肺癌等是严重影响患病老年人生活质量的重要因素。

一、生理性变化

（一）胸廓

老年人胸廓最显著的变化是由扁圆形变为桶形，其原因是老年椎骨退行性病变，胸椎逐渐出现后凸，胸骨向前突出及椎骨变形导致肋骨走向变成接近水平，从而使胸腔前后径与左右径的比值增大而呈桶状胸。

（二）膈肌

膈肌随着年龄的增加而出现退行性变，表现为肌纤维数量减少，肌肉萎缩、结缔组织和脂肪组织增生，肌力减弱；同时由于老年人腹部脂肪增多，使膈肌收缩时的下降度受到限制，从而使膈肌运动功能减弱。

（三）上呼吸道

呼吸道异物的排除主要靠其分泌的黏液及纤毛的运动。纤毛及黏液都在呼吸道的内壁上。当有异物进入呼吸道时，就会被黏附在黏液上，然后纤毛将这些异物推向口腔而排出。随着老化，呼吸道黏膜萎缩，黏膜纤毛运动功能差，气管软骨钙化，弹性减低；细支气管腔变小或被阻塞，保护性咳嗽反射减弱，气管分泌物不易排出，使呼吸道易感染。因此，老年人易发生肺部感染。

（四）肺

肺泡呈现结构老化，称为"老年人肺"。主要表现：肺组织的颜色呈现灰黑色；肺硬度增加，肺泡回缩力减弱；肺组织萎缩，体积变小，重量减轻；肺因纤维化而失去原来的弹性，扩张能力降低，回缩能力也降低，致气体无法呼出，肺活量减少。

二、常见疾病及特点

（一）老年性肺炎

老年性肺炎是老年人常见的呼吸系统疾病，症状不典型，死亡率高。是住院老年人、高龄老年人、长期卧床老年人最常见的合并症。

1. 病因　①老年人呼吸器官功能老化。②免疫功能下降：老年人胸腺生长素、胸腺体液因子、血清胸腺因子等下降甚至消失。③引起老年性肺炎的常见原因包括心肺疾病、脑血管疾病、糖尿病、长期卧床。④医院获得性肺炎：指患者在住院48小时之后，由各种病原菌引起的肺部感染。危险因素包括营养不良、神经－肌肉疾病、气管内插管、其他慢性疾病。长期住院，特别是久住ICU，长期使用抗生素、糖皮质激素、细胞毒药物和免疫抑制剂、胸腹部手术及留置鼻饲管、气管插管和切开进行人工通气等均可损害正常的呼吸道防御功能和机体的免疫功能；镇静剂使用不当亦是诱发肺炎的常见因素之一。⑤社区获得性肺炎：指入院前发生的肺炎，大约占肺炎的90%。老年人社区获得性肺炎发病率、死亡率明显高于中青年人。男性多于女性。以肺炎球菌感染最多见，其次为厌氧菌感染。

2. 特点　①起病隐匿，症状、体征极不典型：老年性肺炎早期无发热、咳嗽、咳痰、胸痛的明显症状。可表现为食欲不振、疲乏、无力、嗜睡、恶心、腹胀腹泻等消化道症状及胸闷、心律不齐等循环系统症状，也可突然发生难以解释的败血症、休克，或无肺炎的征象却出现呼吸衰竭。②临床表现：细菌性肺炎起病急，有稠厚的痰液，色泽从黄色至铁锈色，提示有细菌存在；病毒性肺炎一般症状逐渐出现，剧烈干咳，可有少量痰液；长期卧床的老年人易患坠积性肺炎，这是由于与老化相关的肺运动受限，咳嗽反射减弱，呼吸道分泌物不能被清除出呼吸道，随着重力流向肺底部所致。③如果老年人出现下列表现时，应该收入院治疗：意识障碍、发绀、呼吸急促、心动过速、收缩压＜90mmHg（12.0kPa）或者舒张压＜60mmHg（8.0kPa）。

3. 治疗原则　①急性发作期治疗：首先控制感染，CAP常选用对肺炎链球菌和流感嗜血杆菌疗效较好的阿莫西林和第二代头孢菌素。误吸引起的肺炎可加用替硝唑。尽量避免用广谱抗生素，以免二重感染或产生耐药菌株。②缓解期治疗：对老年人定期接种流感疫苗，可预防因流感而诱发的肺炎；接种多价肺炎球菌疫苗，对预防该类肺炎，降低其发病率和死亡率，可有一定作用。

（二）慢性肺源性心脏病

慢性肺源性心脏病是肺、胸廓或肺血管慢性病变引起的以肺循环阻力增加、肺动脉高压、右心室肥大，甚至右心衰竭为特征的一类疾病。本病患者年龄多在40岁以上，随着年龄的增长患病率增高，是老年人的一种常见病。多在冬、春季急性发作，其主要诱因是急性呼吸道感染。本病并发症多，后期可导致心肺功能衰竭，病死率较高，严重影响老年人的生活质量。

1. 病因　①支气管炎、肺部疾病：以慢性阻塞性肺疾病（COPD）最多见，占肺心病病因的80%～90%。②影响呼吸肌运动的疾病：主要有胸膜纤维化、类风湿性脊柱炎、严重的脊柱及胸廓畸形等。③肺血管疾病：结节性多动脉炎等，此类病因比较少见。

2. 分期　①急性发作期：由于感染等因素使咳嗽、咳痰、喘息等症状突然加重，呼吸困难，发绀明显，甚至出现神志改变。血气分析氧分压在60mmHg以下，二氧化碳分压在50mmHg以上。②缓解期：病情平稳，咳嗽、咳痰、气喘等症状减轻。血气分析氧分压在60mmHg以上，二氧化碳分压在50mmHg以下。

3. 特点　在慢性支气管炎，肺、胸疾病病史的基础上伴有肺动脉高压、右心室增大、右心功能不全或心律失常。

4. 治疗原则

（1）急性发作期治疗　①呼吸衰竭的治疗：包括抗生素的应用、祛痰平喘治疗、吸氧、呼吸兴奋剂的应用等。②心力衰竭的治疗：原则上是强心、利尿、血管扩张剂的应用。③合并症的处理：如肺性脑病、上消化道出血、电解质紊乱等方面的处理。④营养支持：通过饮食、静脉补充营养物质。

（2）缓解期治疗：避免诱发因素，加强体育锻炼、呼吸功能锻炼。

三、常见健康问题及护理

老年人呼吸系统疾病常见的健康问题有清理呼吸道无效、气体交换受损、活动无耐力、有窒息的危险等。

（一）老年性肺炎

【护理评估】

1. 健康史 ①现病史：询问起病时间，有无发热、咳嗽、咳痰等症状。是否有乏力、倦怠、恶心、食欲不振、腹胀、腹泻及胸痛、心律不齐等表现。②既往史：询问发病时间，起病前有无过度劳累、受凉、淋雨、上呼吸道感染等情况。发病前有无慢性疾病及大手术史；食欲如何、进食量多少、体重较以前是否下降、是否出现口渴等情况。③生活自理程度：能否自己沐浴、如厕，能否下床活动，如散步、打太极拳；有无吸烟、酗酒等不良嗜好；有无使用免疫抑制剂等药物。

2. 身体评估 ①测量生命体征，观察神志、精神状况、尿量。②观察痰液性质及痰量。③胸部评估：测量呼吸的频率；肺部听诊是否有呼吸音减弱或管样呼吸音和湿啰音；叩诊是否呈浊音，语颤增强；视诊胸廓有无桶状胸。

3. 实验室检查及其他检查 了解血常规白细胞数和分类计数、动脉血气分析参考值及胸部 X 线检查有无异常改变。

【相关护理诊断】

1. 清理呼吸道无效 与黏性分泌物过多、黏稠、年老体弱、咳嗽无力有关。

2. 气体交换受损 与肺部感染有关。

3. 低效性呼吸形态 与疾病致肺通气功能降低有关。

4. 活动无耐力 与疾病致机体抵抗力降低有关。

5. 知识缺乏 与缺乏信息、缺乏正确指导有关。

【护理措施】

1. 一般护理 ①观察：患者呼吸频率、节律、型态、深度、有无呼吸困难，有无皮肤色泽和意识状态改变。②环境：病室应阳光充足、空气新鲜，室内通风每日 2 次，每次 15～30 分钟，但避免患者受到直接吹风，以免受凉。室温保持 18～22℃。空气干燥会降低气管纤毛运动的功能，使痰液更黏稠不易咳出，室内相对湿度在 55%～60% 为宜。③体位：协助患者取半坐卧位，以增强肺通气量，减轻呼吸困难。危重患者头侧向一边，防止吸入性肺炎。④休息：急性期应卧床休息，减少组织对氧的消耗，帮助机体组织修复。⑤饮食：增加营养的摄入鼓励患者少量多餐，选择高热量、高蛋白、高维生素以增加机体对感染的抵抗能力。⑥每日早晚行口腔护理，保持口腔湿润、舒适，预防口腔感染。

2. 保持呼吸道通畅 ①指导有效的咳嗽、排痰技巧，如拍背、雾化吸入、运用祛痰剂。对于痰量较多又无力咳嗽或昏迷的患者，可采用吸痰法将痰液排出。吸痰动作要轻柔，负压不宜过大，以免过度刺激迷走神经而发生心律失常或心搏骤停等意外。边吸边旋转向上提导管，尽量将痰液吸净。每次吸痰时间不宜超过 15 秒，以免加重缺氧。②给予充足的水分以保持呼吸道黏膜的湿润与黏膜病变的修复，有利于痰液的咳出。③协助患者排痰：拍背、雾化吸入、应用祛痰剂（如复方甘草合剂、溴己新）等，避免用强烈镇咳剂，以免抑制呼吸。

3. 急性发绀 急性发绀者应给予氧气吸入，4～6L/min，以提高血氧饱和度，纠正组织缺氧，改善呼吸困难。在给氧过程中，要密切观察患者的神志、发绀、皮肤颜色等变化，定期进行血气分析，以便更好地调节氧流量和浓度。

4. 病情观察 密切观察生命体征和病情变化，如患者发现烦躁不安、面色苍白、四肢厥冷、呼吸浅快、脉细速、血压下降、尿量减少等早期休克征象时应立即与医生联系，作好抢救工作的准备。

【健康指导和行为干预】

1. 向患者宣传肺炎的基本知识，在呼吸道传染病流行期间，老年人应尽量少去公共场所，避免发生呼吸道感染。对老年人及慢性病患者尤其要注意，天气变化时随时增减衣服，避免受寒、过劳、酗酒等诱发因素，预防上呼吸道感染。

2. 向患者说明吸烟的危害，并帮助其制定戒烟计划。

3. 评估患者的营养状况，进行有针对性的健康教育。患有呼吸系统疾病的老年人因膈肌下移使腹腔容量减少，患者仅食少量食物也觉得饱胀；呼吸困难影响进食；痰液过多使老年人食欲减退；支气管扩张剂和激素、抗生素的应用刺激胃肠道及呼吸耗能等原因常导致体重减轻，要求能进食足够的热量以维持体重。鼓励患者少食多餐，选择高热量、高蛋白、高维生素、清淡易消化的食物。对急性呼吸系统疾病的患者要鼓励多饮水，以减轻痰液的黏稠度。

4. 注意锻炼身体，增强机体对寒冷的耐受力和抵抗力，协助制定个体化的锻炼计划，可进行散步、做体操、太极拳等活动。合理安排休息和活动。

（二）肺源性心脏病

【护理评估】

1. 健康史　①现病史：询问有无心悸、胸闷、咳嗽、咳痰（痰的颜色、量等）、喘息、气促等症状及其程度。②社会心理评估：评估老年人是否有悲观、恐惧、无用感，是否急躁易怒，家庭成员对其关心程度。③既往史：询问是否有慢性支气管炎、肺气肿等呼吸系统疾病病史。日常活动范围、活动量及生活能否自理。饮食习惯及是否有吸烟、酗酒等不良嗜好。④用药史：了解使用抗生素、祛痰药、平喘药、激素以改善心肌供血、纠正心力衰竭、抗心律失常等药物的情况。

2. 身体评估　①监测生命体征，注意心律、意识状态、发绀、尿量及呼吸困难程度。②评估是否有桶状胸、肺气肿体征，肺部听诊有无干、湿啰音及哮鸣音。有无肺动脉高压、右心衰竭体征。

3. 实验室及其他检查　了解胸部 X 线检查、肺功能检查、动脉血气分析、血常规检查、痰液检查情况。

【相关护理诊断】

1. 清理呼吸道无效　与分泌物多而黏稠、咳嗽无力有关。

2. 气体交换受损　与疾病致肺通气功能降低有关。

3. 活动无耐力　与机体疾病致机体抵抗力降低有关。

4. 营养失调/低于机体需要量　与呼吸肌耗能等有关。

5. 睡眠形态紊乱　与缺氧、二氧化碳潴留有关。

6. 知识缺乏　与缺乏信息、缺乏正确指导有关。

【护理措施】

1. 一般护理　①环境：保持病室空气新鲜，温、湿度适宜，避免对流风，防止与上呼吸道感染者接触。②观察：注意有无神志恍惚、表情淡漠、语言错乱、头痛、嗜睡、烦躁等情况；观察是否有球结膜充血水肿、瞳孔大小及对光反射情况，口唇、指（趾）甲发绀程度，皮肤出血及颈静脉充盈等情况；注意咳嗽、咳痰的情况；注意有无消化道出血、心律失常、肾衰竭、电解质紊乱及肺性脑病等并发症症状，一旦发现立即报告医生。③体位：根据呼吸困难、心衰程度酌情取高枕卧位、半卧位、端坐位，并注意保护受压部位的皮肤。④休息：心、肺功能不全时，应绝对卧床休息。保持皮肤清洁，防止压疮发生。⑤饮食：根据病情给予清淡、易消化、高营养、高维生素半流食或普食，多吃水果、蔬菜，保持大便通畅。有心力衰竭时，应给低盐饮食。

2. 心理护理　家属和医护人员要多与老年患者交谈，减轻患者焦虑。

3. 其他护理　①保持呼吸道通畅，促进痰液排出：痰液黏稠、排痰困难时注意摄入充足的水分。有条件时利用超声雾化或吸入蒸汽方法稀释痰液。鼓励老年患者勤翻身，必要时请家属给予拍背、胸部叩击和震颤，利用机械振动促进排痰。遵医嘱按时服用祛痰药。老年人无力咳出痰液时，应给予吸痰。②正确使用氧疗。③控制呼吸道感染，合理使用抗生素，做好痰标本收集。按医嘱送痰细菌培养及药物敏感实验。④保持口腔清洁，注意口腔并发症，防止大量抗生素应用后出现口腔真菌感染。⑤备好抢救用物，如氧气、呼吸器、气管切开包、吸痰器及抢救车等。

【健康指导和行为干预】

1. 一般宣教　①注意休息，劳逸结合，生活规律。②保持室内空气新鲜：每日开窗通风两次，每次30分钟。③少去人多的场所，预防感冒。④进行适当的体育锻炼。⑤戒烟、酒。⑥保持排便通畅，避免用力排便耗氧。

2. 病情观察 指导老年人的家属注意观察老年人意识状态、呼吸频率、节律、深度，有无咳嗽、咳痰，能否有效排痰，并记录痰液的性质、颜色及痰量。

3. 饮食指导 ①向老年人及其家属说明摄取足够营养的重要性。②设计科学合理的食谱。根据患者的饮食习惯给予低盐、高蛋白、高维生素、高热量饮食。避免油腻、辛辣刺激生冷的食物；避免食用碳酸饮料、啤酒、豆类等产气食品，以防腹胀影响呼吸。③注意口腔护理，以增强食欲。提倡少食多餐，以减轻心肺负担。

4. 用药指导 ①指导老年人按医嘱坚持服药，并注意心肺功能改善情况。发现异常及时就诊。②指导老年人正确使用雾化吸入器。

5. 心理护理 ①正确评估老年人的心理状态。②帮助老年人了解目前的疾病及有关的知识。③与老年人共同制定和实施康复计划，使之增强战胜疾病的信心。④指导老年人缓解焦虑的方法，如眺望远处、散步、听轻音乐、下棋等。

6. 家庭氧疗指导

（1）向老年人及家属宣传肺源性心脏病（肺心病）持续低流量吸氧的目的：防止缺氧纠正过快，削弱缺氧对呼吸中枢的兴奋作用，加重二氧化碳潴留；提高肺泡内氧分压；能降低肺循环阻力和肺动脉压，增加心肌收缩力，从而提高患者活动耐力，延长生存时间。

（2）指导患者及家属自备氧气瓶、氧气浓缩机和液态氧，自觉憋气时，可低流量吸氧。

（3）指导老年人及家属正确实行家庭氧疗：①最好使用双鼻塞式的氧气导管，以便固定并减少对鼻黏膜的刺激。②老年肺心患者吸氧浓度及流量一般给予持续低流量、低浓度吸氧，氧流量 $1 \sim 2L/min$，浓度在 $25\% \sim 29\%$，维持血氧分压在 $60mmHg$ 以上，每日吸氧在 $15 \sim 20$ 小时以上。注意用餐、活动、如厕时不宜中断吸氧。③有条件时可使用便携式无创血氧饱和度监测仪监测氧疗效果。④氧疗过程中指导老年人及家属注意以下问题：注意安全，切实做好"四防"，即防震、防水、防热、防油；保持氧气湿化瓶内有足够的湿化液，每日用温开水更换氧气湿化液；保持氧气导管清洁与通畅，每日更换鼻塞、吸氧管1次，每周清洗湿化瓶、更换氧气导管1次。⑤观察氧疗效果：如吸氧后呼吸困难缓解、心率减慢、发绀减轻，表明氧疗有效；若出现意识障碍，呼吸过度表浅、缓慢，可能有二氧化碳潴留加重等情况，应及时就诊。

7. 戒烟 指导戒烟对于患有呼吸系统疾病的老年人是非常重要的，由于许多老年人有较长的吸烟史，戒烟较困难，护理人员要协助老年人制定合理的戒烟计划，以使老年人很好地配合。指导内容包括：①戒烟的意义。②戒烟的方法：避免接触吸烟人群或环境；在戒烟第一周进食以水果、蔬菜为主的低热量饮食，多饮汤水以排出体内蓄积的尼古丁；戒烟开始时可出现坐立不安、烦躁、头痛、腹泻和失眠等戒断症状，随时间的推移可逐渐消失。可贴戒烟膏以减少戒烟的痛苦。

8. 康复训练 与老年患者及其照顾者共同制定个体化的康复锻炼计划。呼吸肌功能锻炼能够将浅而快的呼吸改变为深而慢的有效呼吸，使肺功能重建，增强活动耐力，提高老年人的自我照顾能力。呼吸功能锻炼包括：有效咳嗽、腹式呼吸、缩唇呼气、呼吸操等。另外，老年人还可以通过适当的体育锻炼来提高体力、耐力和抵抗力。

附 几种适合于肺源性心脏病患者的呼吸操

1. 压腹呼吸 ①预备：自然站立，两手叉腰，拇指在后，四指在前。②呼气时，主动收腹，两手四指加压于腹部，同时两肘关节向前靠拢，以约束胸部。③吸气时，两肩向后扩胸，以增加肋骨活动幅度。重复2个8拍。

2. 单举呼吸 ①预备：自然站立，两手于腹前平屈，手心向上，手指相向。②呼气时，一臂经腹、胸上举，翻掌呈托掌状，臂紧贴头侧，尽量向上。另一臂手心转向下，同时贴体侧下伸，用力下压。③吸气时还原。换另一臂上举，做法同上。④重复做4个8拍。注意：采取腹式呼吸，呼气时尽量收腹，两臂要伸直。

3. "抱球" 呼吸 ①预备：两腿分立与肩同宽，半蹲成骑马式。两手作抱球状，体向右转，同时中心右移，右手在上。②到右边后再换左手在上，右手在下，身体徐徐向左转，同时中心左移。③重复做4个8拍。注意：全身放松，上身转动时要以腰为轴，臂腿腰的动作要协调、缓慢，呼吸要自然。

4. "托天"呼吸 ①预备：自然站立，两手平屈于腹前。②呼气时主动收腹，两臂经侧上举，两手手心向上，手指相对，尽量伸臂上托，眼看两手。③吸气时，两臂经胸前下落至预备姿势。重复做2个8拍。注意事项同单举呼吸。

5. 蹲站呼吸 ①预备：自由站立，两足并拢。②下蹲时呼气，足跟不离地，同时两手扶住膝关节，肘关节在外。③起立时吸气，同时两手侧平举。重复做2个8拍。注意：下蹲深度因个人的体力而定，对不能下蹲者，可做前屈体动作。

6. 按腹呼吸 ①预备：自然站立。②呼气时，两手相叠放于脐部加压，同时两肘向前靠拢，微前屈体做"驼背"状，同时主动收腹。③吸气时，两手侧平举，稍挺胸。重复2个8拍。

7. 深吸气运动 ①预备：两脚分开，自然站立，双手自然下垂。②抬头挺胸，双臂向斜上方举，同时用鼻深吸气。③双臂自斜上方自然还原，同时上身微向前屈，缓慢呼气。连续做4个8拍。

8. 深呼气运动 ①挺胸抬头，双臂向斜上方举，同时用鼻做深吸气。②伸臂随上身前弯，逐渐将手伸向脚尖，同时呼气。呼气时，双臂随上身前弯，借助腹腔的压力，将气尽量呼出。共做4个8拍。

其中，深吸气、深呼气运动是呼吸操的主要部分，做操时应用鼻将气吸足，呼气时用嘴，尽量将气呼出，吸、呼气要缓慢。这两节操可以锻炼膈肌、腹直肌、腰背部肌肉，可以提高肺活量，改善肺的通气功能。

第六章　老年循环系统常见疾病的护理

循环系统由心脏和血管组成。随着年龄的增长，老年人心脏和血管的结构、功能会发生不同程度的老化，易患心血管疾病。据统计，心血管疾病已成为老年人死亡的重要原因之一。对患有心血管疾病的老年人进行有效的治疗和护理具有重要的意义。

一、生理性变化

（一）心脏

1. 结构变化　随着年龄增长，老年人的心脏大小及重量略有增加。心肌细胞发生不同程度的萎缩，心肌间结缔组织轻微增加，心包膜下脂肪沉积增多；窦房结内胶原纤维和弹性纤维增多，起搏细胞数目减少，心脏传导结构有不同程度的变性和纤维化。

2. 功能变化　①心肌收缩力下降，心输出量减少。70～80岁老年人心输出量仅为20～30岁年轻人的40%。②心率减慢：老年人窦房结可发生纤维组织增生，起搏细胞逐渐减少，心率逐渐减慢。

（二）血管变化

1. 结构变化　老年人血管壁弹性蛋白减少，胶原蛋白增加，且有钙质沉积，易造成血管壁增厚、硬化、弹性下降，血管阻力增加。

2. 功能变化　①冠状动脉、肾动脉、脑动脉内血流量减少。②老年人压力感受器敏感性下降，对血管的压力反应较差，易发生直立性低血压。

二、常见疾病及特点

（一）慢性心力衰竭

慢性心力衰竭有一个缓慢的发展过程，一般均有代偿性心脏扩大或肥厚及其他代偿机制参与。其发病率随年龄增加而增加，是老年人的常见病、多发病，男性发病率高于女性。

1. 病因 老年人慢性心力衰竭的常见病因为冠状动脉粥样硬化性心脏病、高血压性心脏病、肺源性心脏病等。

各种感染、活动过度、情绪波动、输液过多过快、摄钠过量、排便用力等均为慢性心力衰竭的常见诱因。

2. 特点 ①症状不典型：老年人慢性心力衰竭往往无明显心悸、气促，仅表现为疲乏、无力或食欲不振。②精神、神志改变明显：表现为烦躁不安、表情淡漠、嗜睡、注意力不集中等。可能与慢性心力衰竭致脑供血不足有关。③易与呼吸道感染相混淆：老年人慢性心力衰竭时也出现咳嗽、心悸、气促等症状，易被认为是呼吸道感染，而忽略对其心脏方面的治疗和护理。④常以并发症为主要表现：由于衰老，老年人慢性心力衰竭时常并发多种疾病（代谢性酸中毒、电解质紊乱、心律失常等），易掩盖慢性心力衰竭的症状、体征，以致误诊或漏诊。⑤心率减慢：与老年人心脏传导系统退行性改变、心脏反射调节功能减弱有关。

3. 治疗原则 ①避免诱因是防治老年人慢性心力衰竭的关键。②减轻心脏负荷。③增强心肌收缩力。

（二）心绞痛

心绞痛是由于冠状动脉供血不足，导致心肌急剧的、暂时的缺血与缺氧引起的临床综合征。是老年人常见病之一。

1. 病因 心绞痛最基本的原因是冠状动脉粥样硬化引起血管管腔狭窄和（或）痉挛。据统计，70岁以上老年人几乎都有冠状动脉粥样硬化。

常见的诱因有劳累、情绪激动、饱食、受寒、吸烟、酗酒等。

2. 特点 ①老年人疼痛反应较差：老年人心绞痛时往往仅有轻度心前区不适、胸闷或呼吸困难等症状。②无典型的胸痛和牵涉痛：因老年人神经传导系统退行性变，部分老年人心绞痛发作时胸痛和牵涉痛放射部位与成年人相比有所差异，表现为无典型的胸痛、牵涉痛，而代之以牙痛、下颌痛、咽痛、颈痛、上腹痛等，常与老年人原有其他疾病症状相混淆，易误诊。③每次心绞痛发作时疼痛

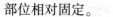

部位相对固定。

3. 治疗原则 ①避免诱因。②一旦怀疑心绞痛发作，要立即休息。若症状不能缓解，按医嘱给予硝酸甘油、速效救心丸、硝酸异山梨酯等急救药舌下含服。③老年人用药个体差异较大，给药时，应参考老年人平时用药剂量。④如果是初次用药，要平卧，从小剂量开始，注意有无头痛、低血压等不良反应。

（三）低血压

低血压是指收缩压小于 90mmHg 和（或）舒张压小于 60mmHg。

1. 病因 ①可由老年人常见疾病（慢性心力衰竭、陈旧性心肌梗死、脱水、贫血、低血钠、低血钾、内分泌疾病、脊髓病变、营养不良等）引起。②与老年人血管调节功能减弱有关。③与降压药应用不当有关。

2. 分型 ①无症状性低血压：无心、脑供血不足症状。②有症状性低血压：有心、脑供血不足症状。③直立性低血压：由于体位变化，出现收缩压下降超过20mmHg 或舒张压下降超过 10mmHg，又称为体位性低血压。

3. 特点 ①无症状性低血压：可能是老年人健康良好的反应，也可见于血管张力减弱、有效循环血容量减少或长时间不活动的体质瘦弱的老年人，一般血压降低幅度不大。②有症状性低血压：往往由老年常见疾病引起，主要表现为心、脑供血不足症状，如心绞痛、心悸、头晕、头痛、嗜睡、乏力、视物模糊，甚至晕厥等。③直立性低血压：常表现为老年人由坐到站或久站时有头重脚轻、眩晕、黑矇，甚至跌倒等情况，常与老年人血管调节功能减弱、降压药应用不当有关。老年人直立性低血压患病率随年龄增加而增加，65～75 岁者占 16%，75岁以上者占 30%。

4. 治疗原则 ①病因治疗：是治疗老年人低血压常用的方法。如治疗心血管、内分泌、脊髓、营养不良等方面疾病，减少或停用某些降压药、镇静药及利尿剂等。②用升压药：有促发高血压的危险，低血压老年人应慎用。③对症处理：对于有症状性低血压的老年人要进行对症处理。

（四）原发性高血压

原发性高血压是以血压升高为主要临床表现的综合征，通常简称为高血压病。高血压患病率、发病率及血压水平随年龄增加而升高，是老年人卫生保健的一个主要问题。老年人高血压诊断标准与成年人相同。

1. 病因 老年人高血压主要原因有：①大动脉硬化；②血管内皮功能异常；③肾脏损害；④胰岛素抵抗；⑤血压调节功能失衡；⑥行为因素，强烈的焦虑、紧张、痛苦、愤怒以及情绪的压抑，是影响老年高血压的重要因素。超重或肥胖是血压升高重要的、独立的危险因素，也是遗传、饮食、运动等生活方式共同作用的结果。此外，职业、经济、劳动种类、文化程度等社会因素，钠摄入过多，钾、钙摄入过少等饮食因素及饮酒、吸烟等也与老年人高血压有关。

2. 特点 ①症状不明显：老年人高血压病病情进展缓慢，约半数老年高血压病患者无明显临床症状。②以单纯收缩期高血压为主：单纯收缩期高血压及脉压增大是老年人高血压的显著特点，是引起老年人脑、心、肾并发症的严重危险因素。③外周血管阻力增加：老年人高血压主要原因是外周血管阻力增加，血容量增加者不多见。④血压波动较大：老年人压力感受器敏感性降低，血压波动较大，在用药及不用药期间均易出现直立性低血压，导致意外，并影响血压总体水平及疗效的正确评估。⑤并发症多：老年人高血压并发症较多，易并发脑卒中、心绞痛、心肌梗死、左心功能不全、肾功能不全等疾病。

3. 治疗原则 包括非药物疗法和药物疗法。

(五) 心律失常

心律失常是指心脏冲动的频率、节律、起源部位、传导速度与激动次序的异常。心律失常在老年人中，既可以是心脏病的临床表现之一，也可以是唯一的心脏异常表现。随着年龄的增长，老年人心律失常的发病率随之增加。据统计，健康老年人常规心电图中，约40%有偶发期前收缩。若心律失常导致心输出量减少，使血压降低，影响到脑、心、肾等重要脏器的血液灌注，可产生严重的临床表现，甚至危及生命。

1. 病因

(1) 心脏老化：老化的心脏改变增加了老年人心律失常的易患性。

(2) 低血容量：低血容量时老年人易发生心律失常。

（3）心肌耗氧增加：心肌耗氧增加时，如锻炼、应激等也可诱发老年人心律失常。

（4）疾病影响：老年人心律失常常继发于高血压、心肌梗死、心力衰竭、心肌炎、电解质紊乱等疾病。

（5）药物影响：老年人心肌对洋地黄、茶碱类、抗抑郁药物、抗心律失常等药物毒性反应的敏感性增加，易发生心律失常。

（6）其他：低血钾、洋地黄中毒、感染、发热、大出血、大手术等均可诱发老年人心律失常。

2. 特点

（1）无明显症状：无症状的老年人也可出现严重的心律失常，如传导阻滞、心房颤动等。

（2）病因以冠心病多见：老年人心律失常的病因中以冠心病为多，占 56.9%。

（3）性质严重：老年人心律失常性质往往很严重，尤其 80 岁以上高龄老年人常有室性心律失常。

（4）易发生意外：严重心律失常可导致晕厥或脑组织一过性缺血，更增加了老年人跌倒和发生意外的危险性。

三、常见健康问题及护理

老年人循环系统常见疾病的主要健康问题有疼痛、活动无耐力、心输出量减少、体液过多、皮肤完整性受损、有受伤的危险等。

（一）慢性心力衰竭

【护理评估】

1. 健康史　①现病史：询问老年人不适症状是在何种情况下出现的，其发生时间及起病急缓。询问是否有心功能不全的典型症状，尤其要注意是否有非循环系统症状（疲乏无力、食欲不振、恶心呕吐等）以及诱因。了解本次发病时是否已给予抗心衰处理（取半卧位、端坐位，吸氧，使用强心、利尿、血管扩张剂等）以及处理后的转归情况。了解老年人体力活动受限程度及对生活自理能力的影响。②心理社会评估：老年人如何评价自己目前状况，是否有忧虑、恐惧、悲观情绪，是否急躁易怒；家庭生活状况，家庭成员是否和睦。家属对老年人的关怀程度；老年人人际关系是否紧张等。③既往史：是否有心脏病史，患病时间、治疗护理经过及转归情况。了解本次发病前生活自理能力情况、生活是否规律、工作节奏是否过快以及日常活动习惯等。是否喜食高钠、高脂、高胆固醇饮食，以及每日摄入量。是否有吸烟、饮酒、饮浓茶、饮咖啡等不良嗜好。了解排便习惯。④用药史：本次发病前使用洋地黄制剂、利尿剂、扩管剂及抗心律失常等药的情况，特别要注意是否有上述药物中毒史。老年患者及家属能否掌握所用药物的有关知识。⑤家族健康史：是否有高血压等家族史。

2. 身体评估　有无表情淡漠、发绀；卧床时是否需用高枕或取半卧位、端坐位。

【相关护理诊断】

1. 心输出量减少　与心脏前、后负荷增加，心肌收缩无力有关。

2. 活动无耐力　与心输出量减少有关。

3. 营养失调低于机体需要量　与胃肠道瘀血、药物不良反应影响食欲等有关。

4. 睡眠型态紊乱　与肺瘀血致夜间阵发性呼吸困难、夜尿增多有关。

【护理措施】

1. 一般护理　①病情观察：严密观察识别老年人慢性心力衰竭不典型表现，尤其要重点观察体位变化，重视咳嗽、呼吸困难与体位的关系，注意症状是否与慢性心力衰竭常见诱因有关。②体位：当老年人平卧时出现烦躁、咳嗽、胸闷、气促等不适时，应酌情给予高枕卧位、半卧位、端坐位；老年人处于强迫体位时，需注意用气垫、海绵垫、海绵圈等措施保护骶尾部、坐骨结节等受压处皮肤。③休息、活动：老年人慢性心力衰竭程度较重时，要保证患者卧床休息；程度较轻或恢复期时，可以根据心功能级别决定活动量。④饮食指导：给予低盐（<2g/d）、低脂、低胆固醇、易消化饮食，每餐不宜过饱，避免刺激性饮食。老年人易发生水电解质紊乱，故尿量较多时要适当放宽摄盐量，酌情增加摄水量。

对自我控制能力较差的老年人，护理人员不仅要宣传治疗饮食的意义，还要随时检查治疗饮食落实情况；戒烟、限酒。⑤保持排便通畅。⑥心理护理：关心、安慰老年心衰患者，多与其交流，增强治疗信心。

2. 合理氧疗　老年人往往同时患有多种疾病，慢性心力衰竭时要综合判断，做到合理用氧。心衰伴严重缺氧、Ⅰ型呼吸衰竭、成人呼吸窘迫综合征时，暂时给予高流量吸氧（4～6L/min），以后根据血氧浓度调节氧流量。心衰伴Ⅱ型呼吸衰竭、慢性阻塞性肺气肿、肺心病时，给予持续低流量吸氧（1～2L/min）。心衰伴轻度缺氧时，给予一般流量吸氧（2～4L/min）。

3. 正确输液　要严格控制输液量，输液滴速要慢，一般<30滴/分。由于输液时间较长，老年人容易产生焦虑情绪，表现为生闷气、发脾气，甚至擅自调快输液速度等，故护理人员要经常巡视患者，严格控制输液速度；做好安慰、解释工作；注意分散老年人注意力，减轻其焦虑情绪。

4. 用药护理　①洋地黄制剂：每次用药前都要询问有无消化道、神经系统中毒症状。但部分老年人对异常症状表达不清，所以老年人用洋地黄制剂前测心脏和脉搏的节律和频率尤为重要。发现异常，立即停药，做相应处理。②利尿剂：尽量在白天使用，以免夜尿过多，影响睡眠。要观察老年人有无精神萎靡、乏力、脱水等症状，注意血电解质变化情况。③用血管扩张剂时，要注意老年人有无直立性低血压、头痛、脑供血不足等副作用。④使用β受体阻滞剂时要注意从小剂量开始服药。

【健康指导和行为干预】

1. 去除病因、避免诱因　指导老年人积极治疗原发病，注意避免活动过度、情绪波动、输液过多过快、摄钠过量、排便用力、生活不规律、生活节奏过快、人际关系紧张、吸烟、酗酒等慢性心力衰竭的诱发因素。

2. 合理饮食　提醒家属给予老年人低盐、低脂、低胆固醇、易消化饮食，每餐不宜过饱；多食蔬菜、水果，防止便秘。

3. 自我监测指导　老年人自我监测有无慢性心力衰竭典型或不典型症状。服用洋地黄制剂时，教会老年人自测脉搏，并告知洋地黄中毒的表现。应用利尿剂、血管扩张剂时，提醒老年人记录出入量，定时测量血压，起床、站立时动作要缓慢。

4. 定期到医院复查。

（二）心绞痛

【相关护理诊断】

1. 舒适的改变 胸痛与心肌缺血、缺氧有关。

2. 活动无耐力 与心肌、机体氧的供需失调有关。

3. 潜在的并发症 猝死与严重的心肌供血不足有关。

4. 焦虑 与疼痛反复发作及担心预后有关。

5. 知识缺乏 与缺乏信息、缺乏正确指导有关。

【护理措施】

1. 一般护理

（1）观察：老年人心绞痛症状往往不典型，如不及时发现和处理，很容易引起急性心肌梗死或猝死。①观察心绞痛发作部位、性质、程度、持续时间及用药效果等。当老年人主诉牙痛、下颌痛、咽痛、颈痛、上腹痛等症状时，要观察局部是否红肿，有无压痛，排除局部感染症状，警惕心绞痛发作。②监测生命体征，注意是否伴有心律失常、面色改变，大汗淋漓、恶心呕吐等情况。③如果心绞痛发作突然频繁、程度加重、时间超过30分钟以上、硝酸甘油不能缓解时，要警惕急性心肌梗死。

（2）休息、活动：不论老年人心绞痛发作症状是否典型，一旦怀疑心绞痛发作，就要立即停止活动，协助其静坐或静卧休息，必要时给予吸氧。心绞痛发作缓解后可适当活动，但活动量要因人而异，不宜过大。最大活动量以无不适症状或脉（心）率不超过活动前20次/分为原则。

2. 用药护理 ①遵医嘱静脉滴注硝酸甘油时，要向老年人解释用药的目的及注意事项，根据医嘱要求严格控制滴速。由于静脉滴注硝酸甘油滴速较慢，时间较长，要注意观察输液管内有无回血及滴速变化情况，并主动询问老年人有无头痛、头胀等不适，注意观察有无面色潮红、血压下降等情况。提醒老年人起床时不能过猛，下床时要有人搀扶。②长期服用血小板抑制剂（如肠溶阿司匹林、

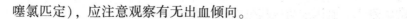

噻氯匹定），应注意观察有无出血倾向。

【健康指导和行为干预】

1. 适度活动，注意防寒保暖。

2. 避免发生意外 ①老年人外出时，应随身携带硝酸甘油、硝酸异山梨酯等急救药品。②沐浴时水温要适宜，时间不宜过久，避免在饱餐或空腹状态下沐浴，以免诱发心绞痛。对频繁发作心绞痛的老年人，应协助其沐浴。③按医嘱用药。④保持排便通畅，必要时排便前可预防性含服硝酸甘油。

3. 警惕心肌梗死的发生 提醒老年人及家属，如果心绞痛发作频繁、程度加重、时间过久、硝酸甘油不能缓解时应马上向急救部门求救或由专人陪护立即送往医院诊治，并尽量减少搬动。

（三）血压异常

【护理评估】

1. 健康史 ①现病史：了解老年人有无头晕、头痛等血压升高的表现或心悸、眩晕等心、脑血管供血不足的表现，出现的时间，有无心绞痛、晕厥等伴随症状及治疗经过。②心理、社会评估：评估老年人是否有焦虑、恐惧、悲观情绪，是否急躁易怒。家属对老年人关心程度。③既往史：了解以往健康状况，活动情况，有无引起低血压的疾病，有无脑卒中、心绞痛、心肌梗死等病史。④用药史：曾经用过哪些影响血压的药物，时间、用法、用量、效果及副作用；评估老年人及家属是否掌握所用药物的有关知识。⑤是否有偏食、素食或喜食高钠、高脂肪、高胆固醇饮食等不良饮食习惯。⑥是否吸烟、饮酒、饮浓茶、饮咖啡等，每日吸量、饮量。⑦家族健康史：是否有家族性低血压、高血压、糖尿病史。

2. 身体评估 测量血压等生命体征，注意是否有心、脑等脏器的异常体征。

3. 实验室及其他检查 了解心脏、血流动力学、头颅 CT 等方面检查结果，了解肾功能、眼底情况。

【相关护理诊断】

1. 组织灌注改变 与血压过高或血压降低有关。

2. 有受伤的危险 与血压过高或脑组织灌注不足有关。

3. 舒适的改变：头昏、头痛 与血压过高或下降有关。

4. 知识缺乏 与缺乏信息、缺乏正确指导有关。

【护理措施】

1. 一般护理 ①观察：老年人血压波动较大，尤其使用降压药后，血压变化更大，需严密监测血压，每天至少测量记录血压 2～3 次。注意有无心、脑血管供血不足的表现。发现血压过高或过低，均应立即暂时停用升压药或降压药，并及时与医生联系，调整治疗方案。②预防直立性低血压：指导有直立性低血压史或使用降压药的老年人平时抬高床头 25～30cm，改变体位时动作要慢，从卧位到坐位和从坐位到站位，均要动作缓慢，停留片刻，无异常感觉后再继续活动。如果出现心脑血管供血不足的表现，应立即平卧。③休息、活动：规律的活动，能改善心血管适应力和血液循环。所以，要鼓励低血压老年人适当活动（床上活动、床边慢步、室内外散步等），避免长期卧床。④饮食：合理膳食是防治因年老体弱所致的无症状性低血压的主要措施，如给予高营养饮食，酌情放宽钠盐的摄入量，酌情鼓励老年人多饮水等。对高血压老年人要给予低盐、低脂、低胆固醇、高纤维素饮食。

2. 增加有效血容量 指导低血压老年人穿弹力长袜、抬高下肢等以利下肢静脉回流，增加有效循环血容量。

3. 用药护理 老年人个体差异较大，肝肾功能减退程度不同，用降压药时要因人而异。降压药宜选用长效、控释、缓释制剂，并尽量采取每日服用 1 次的方法；起始剂量要小，缓慢调整用药剂量，不能随意骤减或停用降压药。①利尿剂：是治疗老年单纯收缩期高血压首选药物之一。②β 受体拮抗药：能同时显著降低老年高血压脑卒中、心肌梗死的发病率、死亡率。③钙离子拮抗药：对老年高血压患者尤其有效，并可以预防老年性痴呆的发生。④ACE I：作用平稳，副作用小，易为老年人耐受。⑤血管紧张素 Ⅱ 受体拮抗剂。⑥α₁ 受体拮抗药：主要副作用是直立性低血压，不适合于常规治疗老年高血压患者。让老年高血压患者了解所用降压药名称、用法及副作用。指导他们坚持用药。老年人用降压药时，应注意防止直立性低血压。

4. 心理护理 指导高血压老年人注意避免情绪激动。引导老年人正确对待自己、他人和社会，助人为乐、知足常乐、自得其乐。

【健康指导和行为干预】

1. 非药物疗法是治疗老年人高血压安全而有效的重要措施。尤其80岁以上高龄老年人有轻度或中度高血压，无明显症状时，可以仅用非药物疗法。老年人降压治疗不理想时，也应首先加强非药物疗法的力度，再调整降压药。非药物疗法主要包括限钠盐、戒烟酒、适当运动、稳定情绪、控制肥胖、治疗原发病等。通过健康的生活方式（一级预防），可使高血压发病率减少55%，对高血压的早期和规律治疗（二级预防）又可使高血压的并发症再减少50%。

（1）一级预防：①减轻体重：通过减少热量，膳食平衡，增加运动，使体重指数（BMI）保持在 20～24 ［BMI＝体重（kg）／身高^2（m^2）］。减轻体重的速度因人而异。②合理饮食：给予低盐、低脂、低胆固醇，易消化饮食，增加钾、钙摄入量，控制总热量，主食粗细搭配。③戒烟、限酒，保持排便通畅。④保持心理平衡。

（2）二级预防：向老年人宣传高血压的危害性及防治知识，提高老年人对高血压相关知识的知晓率、服药率、控制率。指导老年人定时进行体检，经常测量血压，以便尽早发现高血压。按医嘱坚持用药，使血压平稳的降至正常范围。

2. 指导低血压老年人注意适当活动，合理膳食。经常测量血压，观察有无心、脑供血不足等症状，发现异常，及时就诊。

第七章　老年消化系统常见疾病的护理

消化系统由消化管和消化腺组成。消化管包括：口腔、咽、食管、胃、肠；消化腺包括：唾液腺、肝、胰等。其基本功能是摄取食物，进行物理和化学性消化，吸收分解后的营养物质，排泄消化吸收后剩余的食物残渣。老年人消化器官功能减退，日常活动减少，基础代谢率降低，与吸收和排泄有关的消化功能下降，易发生消化系统疾病。

一、生理性变化

（一）口腔

1. 牙齿　随着年龄增长，老年人牙齿咬合面的釉质和牙本质逐渐磨损，牙龈萎缩，牙根暴露，牙本质神经末梢外露，对冷、热、酸、甜、咸、苦、辣等刺激十分敏感。牙槽骨萎缩，牙齿部分或全部脱落。

2. 唾液腺　老年人唾液腺萎缩，唾液腺间质发生纤维化，唾液分泌减少，易造成口腔干燥，影响口腔自洁作用和对淀粉的消化功能。

3. 口腔黏膜　口腔黏膜上皮萎缩，表面过度角化而增厚，对过冷、过烫、过酸、过咸等刺激的抵抗力降低，易发生口腔黏膜感染、溃疡。

（二）食管

老年人食管平滑肌萎缩，黏膜固有层弹力纤维增加，食管蠕动能力减弱，排空时间延长，易发生误吸。

（三）胃肠道

老年人胃肠道供血不足，血流减少，黏膜变薄，腺体萎缩，胃壁细胞数目减少，胃酸和胃蛋白酶分泌减少，消化功能减弱。胃肠壁平滑肌萎缩，胃肠蠕动无力，食物不易消化。胃肠排空迟缓，容易引起消化不良和便秘。

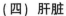

（四）肝脏

老年人的肝脏明显缩小，肝细胞数量减少，肝细胞内各种酶的活性降低，对内、外毒素的解毒功能降低，易引起药物不良反应，造成肝损伤。此外，老年人胆汁分泌、排泄功能也有所减弱，易出现胆汁淤滞，胆汁变稠，胆固醇含量增多等情况，易形成胆结石。

（五）胰腺

老年人胰腺分泌消化酶减少，影响淀粉、蛋白质、脂肪等物质的吸收。胰岛B细胞功能降低，胰岛素分泌减少或延迟，使糖耐量下降，易发生2型糖尿病。

二、常见疾病及特点

老年人消化系统常见疾病有牙周病、口腔黏膜干燥症、慢性胃炎、溃疡病、反流性食管炎、急慢性胰腺炎、胆囊炎、胆石症、食管癌、胃癌、结肠癌、直肠癌等。

消化性溃疡是指发生在胃肠道黏膜的慢性溃疡。其形成与胃酸和胃蛋白酶的消化作用有关，溃疡病灶多位于胃和十二指肠球部。老年人以胃溃疡多见，约占60%，十二指肠溃疡约占35%，余为复合性溃疡。

1. 病因 与遗传因素、刺激性食物及药物、精神因素、幽门螺杆菌感染等有关。

2. 特点 ①老年人以胃溃疡多见。②症状不典型，据统计65岁以上的溃疡病患者中仅20%有典型症状。老年人腹痛表现比年轻人轻，疼痛可无规律，与饮食关系不密切，个别的可放射到脐周、腰背部、胸骨后，易被误诊为心绞痛。③老年人胃溃疡多呈高位性，病变靠近贲门和胃体，可出现吞咽困难，胸骨下紧迫感和疼痛，易与食管疾病相混淆。④并发症多，老年人消化性溃疡合并出血者比青壮年多2~3倍，容易出现呕血或黑便；老年人消化性溃疡合并幽门梗阻者可高达10%，老年人胃穿孔者比青壮年多2~3倍。老年人溃疡急性穿孔时症状往往不典型，腹痛和腹肌强直都不明显，可突然发生上腹部疼痛后很快发生休克；老年人胃溃疡癌变者可高达4%~5%。⑤容易迁延复发。老年人消化性溃疡80%以上是由青壮年的溃疡病延续而来，60岁以后新发病者较少。因此，老年人消化性溃疡病程长，治疗难度大，容易复发。老年消化性溃疡病以出血为首发症者占13%。

3. 治疗原则　清除病因，控制症状，促进溃疡愈合，预防复发和避免并发症。

三、常见健康问题及护理

老年人消化系统常见疾病的主要健康问题有吞咽困难、误吸、哽噎、便秘、大便失禁、体液不足、恶心、呕吐、疼痛、营养失调、潜在并发症等。

【护理评估】

1. 健康史

（1）现病史：询问老年人此次发病时间，发作时有无明确的诱因，如天气变化、饮食不当或情绪波动等；有无恶心、呕吐、反酸、食欲减退，有无呕血和黑便史，检查及治疗情况。

（2）既往史：了解首次发病的时间、病程经过。有无暴饮暴食、喜食酸辣、冷凉食物的习惯。是否有嗜烟、酒、咖啡、浓茶等不良嗜好。

（3）用药史：有无服用阿司匹林等对消化道有刺激性的药物史。

2. 身体评估

（1）全身状况：有无消瘦、贫血、浅表淋巴结肿大，生命体征是否正常。

（2）腹部检查：上腹部有无固定压痛点，有无消化道穿孔的相应体征。

3. 实验室及其他检查

（1）胃镜检查：确定胃炎、溃疡的部位、性质。

（2）X线钡餐造影：有无典型的溃疡龛影征象。

（3）大便隐血试验：是否阳性。

（4）胃液分析：胃溃疡患者胃酸分泌多正常，十二指肠球部溃疡胃酸分泌增多。

（5）幽门螺杆菌检查：十二指肠溃疡阳性率为90%，胃溃疡为60%。

【相关护理诊断】

1. 舒适的改变　疼痛、恶心、呕吐，与胃酸对溃疡面的刺激及溃疡周围充血、水肿有关。

2. 营养失调　低于机体需要量，与食物摄入减少及胃肠消化吸收障碍有关。

3. 潜在并发症　出血、穿孔、幽门梗阻、癌变。

4. 知识缺乏　缺乏药物和饮食的知识，与缺乏信息、缺乏正确指导有关。

【护理措施】

1. 一般护理

（1）休息、活动：指导患者合理安排休息时间，保证充足的睡眠，生活要有规律，避免精神过度紧张，长时间脑力劳动后要适当活动，保持良好的心态。

（2）饮食护理：避免诱因，忌食刺激性食物、饮料、药物，戒烟酒，保持情绪稳定。临床表现无明显活动出血者，可选用温凉、清淡、无刺激性流食。大量出血者应禁食、禁水。出血停止后，可逐渐恢复流质、半流质饮食、软食，给予营养丰富、易消化、少渣的食物，开始少量多餐，以后改为正餐饮食。

（3）心理护理：消化性溃疡发病和心理因素有很大关系。长期处于应激状态可引起胃肠黏膜损害，保护因素减弱，因此对溃疡患者进行心理护理十分重要。护士要经常与患者接触，向患者说明本病规律及治疗效果，增强其对治疗的信心。

2. 药物护理

（1）抗酸药：有中和胃酸，缓解疼痛的作用。常用氢氧化铝、氧化镁等。用药时应注意：饭后 1 小时和睡前服用。十二指肠溃疡晚间分泌胃酸多，片剂宜咬碎后吞服，以提高中和胃酸效果。如需要服用其他药物时，应在服用抗酸药 1～2 小时后再用为宜。氢氧化铝可引起便秘，老年人尤其要注意。为防止便秘可与氧化镁交替服用，肾功能不良者忌用或慎用。

（2）组胺 H_2 受体拮抗剂：有较强的抑制胃酸分泌的作用，促进溃疡愈合。常用药物有西咪替丁（甲氰咪呱）、雷尼替丁、法莫替丁、尼扎替丁等。用药时应注意：餐前服药，睡前可加服一次，同时注意药物的不良反应，如乏力、腹泻、粒细胞减少、皮疹等。长期大量服药者，不可突然停药，以防反跳。治疗期间应隔周检查白细胞计数和肝肾功能。

（3）质子泵阻滞剂：奥美拉唑（洛塞克）等。

（4）保护胃黏膜，促进溃疡愈合的药物：常用甘珀酸钠（生胃酮）、硫糖铝（胃溃宁）。用药时应注意，服药时间在饭前 1 小时及睡前服。可有口干、恶心、胃痛、便秘等不良反应。

【健康指导与行为干预】

1. 向老年人及家属讲解引起溃疡病的主要病因，以及加重和诱发溃疡病的有关因素。

2. 指导老年人及家属合理饮食，少量多餐，避免摄入过冷、过热粗糙食物及刺激性食物，如呕血时要禁食，戒酒戒烟；嘱患者按医嘱服药，指导患者正确服药方法，学会观察药效及不良反应，不随便停药，以减少复发，尤其在季节转换时更应注意；嘱患者定期复诊。如上腹疼痛加剧或者出血、呕血、黑便时应立即就医。

3. 指导老年人自我识别消化道肿瘤的早期征象。消化道肿瘤早期症状不典型，凡出现进行性吞咽困难、进食哽噎感、不规律的持续性上腹疼痛、恶心、呕吐、排便习惯改变、消瘦、便血或大便隐血实验持续阳性者，应及时到医院检查。

第八章　老年泌尿生殖系统常见疾病的护理

泌尿系统主要由肾脏、输尿管、膀胱、尿道组成。男性生殖系统主要由睾丸、前列腺等组成，女性生殖系统主要由卵巢、子宫、阴道等组成。由于老年人常把泌尿生殖系统疾病当作正常老化现象，或与不健康的性行为相混淆，不愿接受泌尿生殖系统的检查，所以，往往延误了治疗，潜在地威胁着老年人的健康。认识老年人泌尿生殖系统生理变化及常见疾病，对做好老年人身心护理，促进老年人健康十分有益。

一、生理性变化

（一）肾脏

1. 结构变化　老年人肾脏逐渐萎缩，80岁时肾脏的大小约减少1/4，肾小球数量约减少1/2。此外，老年人还普遍存在肾血管硬化情况，主要表现为肾小球硬化，80岁时硬化的肾小球高达30%左右。

2. 功能变化　①随年龄增长，肾小球滤过功能、肾小管浓缩稀释功能、肾脏的水电解质调节功能、酸碱平衡功能、内分泌功能等均逐渐下降。②随着肾小球滤过率下降，老年人肾脏对药物的排泄速度减慢，易发生药物蓄积中毒。此外，老年人肾脏对药物和某些化学制剂的毒性作用也特别敏感，易发生肾功能衰竭。

（二）膀胱

老年人膀胱肌肉萎缩，肌层变薄，纤维组织增生，膀胱肌肉收缩无力，容量减少，50岁后膀胱容量比20岁时减少40%左右。

（三）前列腺

通常在40～60岁时前列腺出现退行性变化。60岁以后前列腺逐步出现均匀萎缩，前列腺液分泌量减少。

（四）睾丸

60 岁以后，睾丸明显缩小；70 岁时睾丸仅为青春期的一半，雄激素水平显著降低。

（五）子宫

老年妇女子宫体积缩小，重量减轻；子宫内膜萎缩，腺体分泌减少；子宫韧带松弛，易发生子宫脱垂。

（六）卵巢

卵巢体积逐渐缩小，重量逐渐减轻，从成年期的 9～10g，降至 60～70 岁时的 4g。绝经后期，卵巢分泌功能几乎完全消失，血中雌激素水平日益下降。

（七）阴道

老年妇女阴道上皮细胞因失去了雌激素的支持而萎缩、变薄；上皮细胞内糖原减少，阴道防御功能减弱；阴道渗出液减少，阴道干燥；阴道弹性蛋白减少，阴道伸展性较差。

二、常见疾病及特点

（一）慢性肾衰竭

慢性肾衰竭是常见的临床综合征。它发生在各种慢性肾脏疾病的基础上，缓慢地出现肾功能减退而至衰竭。

1. 病因　老年人慢性肾衰竭的病因与青壮年有所不同。随着我国人口老化，高血压和糖尿病的发生率不断上升，老年人因糖尿病肾病、原发性高血压性肾动脉硬化症所致的慢性肾衰竭发病率远远高于青壮年，而因慢性肾炎所致的慢性肾衰竭的发生率显著减少。

2. 特点　①起病隐匿：不少老年人患慢性肾衰竭时，起病隐匿，症状不典型，甚至任何系统症状都可成为首发症状，其中以神经精神症状、心血管系统症状最为常见。②肾功能检验异常出现早：老年人肾功能异常的检验结果往往较典型临床表现出现得更早。③肾功能易恶化：在使用肾毒性药物、严重感染、急性失血等诱因作用下，老年人较年轻人更易发生肾功能急剧恶化。④病情重：老年人尿毒症期与年轻人相比，具有症状多、程度重的特点，治疗困难，死亡率极高。

3. 治疗原则 ①去除诱因，治疗基础疾病。②饮食治疗：见本病饮食护理。③必需氨基酸疗法：必需氨基酸疗法是治疗老年慢性肾衰竭的常用方法。应用必需氨基酸既可弥补老年慢性肾衰竭者的营养不足，又能防止高蛋白膳食导致的肾高过滤状态。此外，必需氨基酸在合成蛋白过程中，还可以利用一部分尿素，使血尿素氮（BUN）降低。④对症治疗。⑤用药起始剂量要小，根据病情逐渐增加用药剂量，避免用肾毒性较大的药物。⑥透析、肾移植治疗：随着医疗水平的不断提高，高龄已不再是透析、肾移植治疗的禁忌证。

（二）尿路感染

尿路感染是致病菌侵入泌尿系统而引起的炎症，可分为上尿路感染和下尿路感染。尿路感染位居老年人感染性疾病的第二位。65 岁以上老年人尿路感染发病率高达 10%，且随年龄增加而增加，老年妇女较老年男性发病率更高。

1. 病因 任何细菌都可以引起老年人尿路感染，其中老年妇女多为大肠埃希菌感染，老年男性多为变形杆菌感染。随着抗生素的大量应用，近年来真菌、L 型细菌导致老年人尿路感染的发病率也有明显增加的趋势。老年人易患尿路感染的主要原因为：①局部抵抗力降低：老年人尿路上皮细胞阻止细菌黏附的能力下降，局部抵抗力降低；老年妇女因雌激素减少，尿路黏膜退行性改变，阴道 pH 相对升高，难以抑制局部细菌生长。②排尿不畅：由于老年人神经、肌肉功能减退，排尿反射不敏感，排尿无力，或由于前列腺增生、尿路结石、泌尿系统肿瘤等导致尿路梗阻，使老年人排尿不畅，膀胱内残余尿增多，细菌容易生长繁殖。③尿量减少：老年人生理性渴感减退，常饮水不足，尿量减少，尿液对尿路的冲刷作用减弱，细菌易在尿路内繁殖，导致尿路感染。④慢性疾病影响：老年人往往患有多种慢性疾病，并常由此导致偏瘫、长期卧床、尿失禁、营养不良、机体抵抗力下降、会阴部清洁卫生较差等情况，使泌尿系统容易发生感染。老年人糖尿病发病率较高。糖尿病患者尿中糖分较多，是细菌良好的培养基，也易并

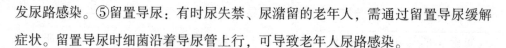

发尿路感染。⑤留置导尿：有时尿失禁、尿潴留的老年人，需通过留置导尿缓解症状。留置导尿时细菌沿着导尿管上行，可导致老年人尿路感染。

2. 特点 ①症状不典型：老年人尿路感染后可无发热，膀胱刺激征也不明显，仅表现为乏力、精神萎靡、下腹不适、腰骶酸痛、食欲下降、夜尿增多、尿失禁等非典型症状。②病情重：有些老年人尿路感染后全身反应明显（寒战、高热等），菌血症发生率高，严重者可发生败血症、感染性休克等。③尿液中无白细胞：有些老年人尿路感染后尿常规检查无白细胞增多现象。④易反复：老年人尿路感染复发率及再感染率较高，且不易治愈，是诱发老年人慢性肾衰竭的重要原因之一。

3. 治疗原则

（1）一般治疗：①注意休息，适量饮水。②治疗病因：积极治疗尿路梗阻性疾病；给老年妇女适当补充雌激素；指导老年糖尿病患者正确应用降糖药。长期卧床、尿失禁的老年人会阴局部要保持清洁、干燥，尽量不用留置导尿管的方法。

（2）抗菌治疗：为避免老年人药物蓄积中毒，应选用对肾脏损害小、半衰期短的抗生素。也可根据肾功能情况，相应减少用药剂量、延长用药时间。

（三）前列腺增生症

前列腺增生是指前列腺体和间质细胞良性增生。前列腺增生症是老年男性常见疾病之一，其发病率与年龄正相关，一般男性35岁以上均有不同程度的前列腺增生，50岁以后出现临床症状，称为前列腺增生症。60岁以上发病率超过50%，80岁时几乎达到90%。增大的前列腺挤压尿道可以导致尿道梗阻症状（排尿困难、尿失禁、尿潴留等），刺激尿道引起尿道刺激性症状（尿频、夜尿增多等）。前列腺增生不仅使老年人排尿痛苦，还使其精神压力较大，严重影响了老年人的生活质量。

1. 病因 ①性激素平衡失调：老年人体内性激素平衡失调是引起前列腺增生的重要原因。随着年龄的增加，前列腺腺泡内双氢睾酮含量增加，并不断刺激前列腺腺体，使之增生。②性生活过度：性生活过度使前列腺组织长期处于充血状态，以至 40 岁以后前列腺体逐渐增生。③饮食习惯：喜食辛辣、高脂肪、高胆固醇食物及长期饮酒、饮咖啡、浓茶等刺激性饮品，均可引起前列腺瘀血、增生。④慢性炎症刺激：尿道炎、睾丸炎等产生的有害物质和病菌长期刺激前列腺，均可引起前列腺增生。⑤其他因素：局部受凉、劳累、便秘、久走、久坐以及缺乏运动等可诱发或加重前列腺增生。

2. 特点 ①起病缓慢，症状不明显：部分患前列腺增生症的老年人，尿道梗阻症状、尿道刺激症状发生的很缓慢，常被误认为是老年生理现象，而延误治疗。老年前列腺增生症者同时患有膀胱炎、膀胱结石或肾功能不全时，尿道梗阻症状、尿道刺激症状可能不明显。②症状与前列腺大小不成正比，主要决定于病变发展速度、尿道梗阻程度以及是否合并感染和结石。③易发生急性尿潴留：老年前列腺增生症者在受凉、劳累、饮酒、摄入大量水分以及使用阿托品类药物后，较年轻人更易发生急性尿潴留。

3. 治疗原则

（1）手术治疗：手术切除前列腺的增生部分是治疗前列腺增生症的理想方法，但多数老年人年老体弱，脏器功能减退，往往同时患有多种疾病，难以承受手术治疗。老年前列腺增生症者常采用非手术疗法。

（2）药物治疗：①α 受体拮抗药（特拉唑嗪、哌唑嗪、盐酸坦索罗辛等）能松弛膀胱颈及前列腺平滑肌，解除尿道梗阻症状。②$5\alpha$ - 还原酶抑制剂（保列治等）能使增生的前列腺体积逐渐缩小，改善临床症状，安全性高，副作用小。③黄酮哌酯（泌尿灵等）能选择性松弛泌尿系统平滑肌。④中药制剂前列康、尿通等能改善前列腺症状，但作用轻微。

（3）其他治疗：激光、前列腺支架、气囊扩张等治疗方法均适用于老年人。

（四）老年性阴道炎

老年性阴道炎常见于绝经后的老年妇女，其患病率可高达 16.6%。

1. 病因 卵巢功能衰退，雌激素水平降低，阴道壁萎缩，黏膜变薄，上皮细胞内糖原含量减少，阴道内 pH 上升，阴道自净作用减弱，致病菌侵入、繁殖，引起阴道炎症。

2. 特点 ①外阴及阴道形态改变：老年妇女不仅外阴萎缩，阴道上皮也有不同程度的萎缩、皱襞消失、平滑、菲薄，抵抗力低下，易感染。②外阴及阴道感觉改变：外阴及阴道处有烧灼感、隐痛、干涩不适、瘙痒等症状。③阴道内环境改变：阴道内 pH 值上升，阴道分泌物增多，涂片可见脓细胞或滴虫，一般无念珠菌及肿瘤细胞。④阴道壁弹性降低。

3. 治疗原则 ①降低阴道 pH，抑制细菌生长：每日用 1% 乳酸或 0.5% 醋酸冲洗阴道一次。冲洗后将甲硝唑或氯霉素一片放入阴道深部，10 天为一个疗程。②酌情使用雌激素，改善阴道上皮营养：每晚睡前阴道内纳入己烯雌酚片 0.125 ～ 0.25mg，7 天为一个疗程。

三、常见健康问题及护理

老年人泌尿生殖系统常见的健康问题有排尿异常、社交障碍、自我形象紊乱、体液不足、体液过多、舒适的改变、个人/家庭应对无效、调节障碍等。

（一）慢性肾衰竭

【护理评估】

1. 健康史 ①现病史：了解老年人排尿异常等不适症状是在何种情况下出现的，其发生时间及起病急缓、持续时间及其程度。有无尿量增多或减少，有无夜尿增多，有无水、电解质紊乱和酸中毒症状。本次发病后做过哪些处理，效果如何，有无不良反应。本次发病后老年人活动受限情况，及对自理能力的影响。②心理社会评估：老年人是否有忧虑、恐惧、悲观情绪，是否急躁易怒。家属对老年人的支持程度。③既往史：有无肾脏病史。④用药史：了解本次发病前所用药物的名称、剂量、用法、用药后反应，评估老年人和家属能否掌握所用药物的有关知识。⑤家族健康史：是否有家族性糖尿病、高血压、心脏病等病史。

2. 身体评估 测量体温，观察尿液颜色、量、次数、气味等。

【相关护理诊断】

1. 营养失调：低于机体需要量 与限制蛋白质等营养物质摄入有关。

2. 有皮肤完整性受损的危险 与晚期肾病引起的水肿有关。

3. 有受伤的危险 与血压高或肾性骨病有关。

4. 知识缺乏 与缺乏信息和正确指导、对疾病过程不熟悉、对信息理解有误有关。

【护理措施】

1. 一般护理 ①适当低蛋白饮食：老年人合成代谢低下，应以保证营养为前提，对蛋白质的限制不宜太严格，以免导致严重的营养不良，反而使病情恶化。可适当地给予优质蛋白质（蛋、奶、鱼等），禁食豆制品、坚果类等含非必需氨基酸较高的食品。蛋白质饮食引起的严重氮质血症可予以透析治疗。对老年糖尿病肾病所致慢性肾衰竭者，也不应过分强调低糖、低蛋白饮食，由此导致血糖升高时，可予胰岛素等降糖药物纠正。②水、电解质摄入个体化：老年慢性肾功能衰竭者水、电解质摄入应注意个体化原则，不能千篇一律地限盐、限水。

2. 用药护理 护理人员要注意配合医生对老年人合理用药，了解药物间配伍禁忌，尽量减少老年人用药量和用药种类，并注意观察用药后有无肾功能恶化的情况。

3. 血管瘘护理 老年人慢性肾衰竭时，往往要通过血管瘘进行长时间的血液透析。由于老年人血管硬化，血管瘘内易形成血栓，影响血透效果，老年人血管瘘护理尤为重要。护理人员要提醒老年人尽量少弯曲血管瘘处的肢体，不压迫血管瘘，不向血管瘘侧卧位，以防血流缓慢形成血栓。同时还要注意血管瘘内的血流声，注意对血管瘘处的保暖，避免在有血管瘘的肢体上测血压、静脉穿刺、静脉输液等，以防损伤、阻塞血管瘘。

【健康指导和行为干预】

1. 遵医嘱给予适量优质蛋白质饮食，酌情控制水、盐摄入量。遵医嘱按时服药，不擅自用药。指导家属每日观察、记录老年人的神志、尿量、体重等情况，定时测量血压。

2. 定期做肾脏 B 超、肾功能、尿常规等检查，发现异常及时治疗。

（二）泌尿系统感染

【护理评估】

1. 健康史 ①现病史：注意老年人有无疲乏无力、精神萎靡、下腹不适、腰骶酸痛、食欲下降、夜尿增多、尿失禁等症状，以及这些症状是在何种情况下出现的，持续时间及其程度。②心理社会评估：了解老年人有无紧张、焦虑情绪，家庭成员对老年人的关心程度。③既往史：了解老年人有无尿路感染、尿路梗阻性疾病史，有无偏瘫、长期卧床、尿失禁、营养不良等病史，有无留置导尿管情况。④用药史：了解此次发病前使用抗生素情况，疗效及副作用。

2. 身体评估 测量体温，观察尿液颜色、量、次数、气味等。

3. 实验室及其他检查 注意尿常规、尿细菌培养结果，了解肾功能、静脉肾盂造影、肾 B 超检查情况。

【相关护理诊断】

1. 自我概念紊乱 与尿失禁、性功能障碍有关。

2. 有皮肤完整性受损的危险 与尿失禁、尿频有关。

3. 社交障碍 与窘迫、异味、尿频有关。

【护理措施】

1. 有些老年人对治疗方案不能理解，护理人员要及时做好解释工作，使这些老年人了解用药目的，自觉地按医嘱坚持用药。

2. 由于老年人理解力、记忆力、动手能力均有所下降，护理人员要注意亲自协助老年人采集尿培养标本，以免标本污染，影响检查结果。

【健康指导和行为干预】

1. 提醒老年人白天要及时排尿，并尽量排尽尿。排便后及时清洗肛门。每日常规清洗外阴 2 次。勤换内裤，保持床单清洁、干燥。

2. 老年人出现乏力、精神萎靡、腰骶不适、食欲下降等症状时，应及时到医院就诊，作尿常规及细菌培养等检查，警惕尿路感染。

（三）排尿异常

【护理评估】

1. 健康史 ①现病史：询问老年人有无尿频、夜尿增多、排尿困难、尿失禁、尿潴留、血尿、尿路刺激征情况及其程度。②心理社会评估：了解老年人有无紧张、焦虑情绪，家庭成员对老年人的关心程度。③既往史：了解老年人有无进行性排尿困难、尿频、夜尿增多、尿线变细、尿流中断史，时间及程度。

2. 身体评估　检查有无尿潴留体征。直肠指诊了解前列腺大小、光滑度、质韧度、中间沟情况。

3. 实验室及其他检查　了解尿常规、肾功能、膀胱内残余尿量及影像学检查情况。

【相关护理诊断】

1. 有皮肤完整性受损的危险　与尿失禁有关。

2. 生活自理能力部分缺陷　与持续膀胱冲洗有关。

3. 潜在并发症　出血。

【护理措施】

1. 心理护理　耐心倾听老年人的主诉，并给予心理安慰，减轻其紧张、焦虑情绪。

2. 排尿护理　提醒前列腺增生症的老年人不要憋尿，以免引起尿潴留。关心、安慰排尿困难的老年人，为其提供适当的排尿体位、安静的排尿环境，让其轻松排尿。对于有尿路刺激性症状的老年人，要注意如厕安全，防止跌倒，最好床旁放置尿壶，以便床边排尿。

3. 排便护理　保持老年前列腺增生症者排便通畅，防治腹泻，以免便秘或腹泻刺激会阴部使前列腺更加充血、增大，加重尿潴留。

4. 用药护理　①α受体拮抗药：虽然起效快，但副作用较多，如头痛、心悸、直立性低血压等。老年人血管调节功能减弱，用此药后要注意安全方面的护理。②对症用药：副作用小，但起效较迟（约3个月以后），停药后前列腺将恢复增生，因此需终身服药。要注意做好用药解释工作，鼓励老年人坚持服药。

5. 前列腺手术护理

（1）术前准备及护理：①治疗合并症：解除老年患者尿潴留情况。积极控制感染。约60%以上的老年人合并心、肺疾病及糖尿病等疾病，要配合医生积极治疗这些疾病，以便老年人尽早接受前列腺手术。②术前介绍前列腺手术目的及方法、注意事项，消除老年人恐惧心理。③术前3～4天训练老年患者床上排大、小便。

（2）术后护理：①病情观察：严密观察生命体征、意识变化情况，保持呼吸道通畅。老年人往往患有多种疾病，承受麻醉和手术的能力较差，前列腺手术后易诱发或加重原有疾病，加强术后观察护理十分重要。②注意保暖：老年人基础体温较低，且前列腺手术中又用大量液体冲洗创面，使老年人体温更低，所以，术后要特别注意保暖，注意冲洗液预热温度保持在36℃左右。③保持排便通畅：不少老年人平时就有便秘症状，术后活动减少及伤口疼痛又加重了便秘。术后要常规应用缓泻剂，保持排便通畅。术后5天内不宜灌肠，并提醒老年人大便时切忌用力，以免创面出血。

【健康指导和行为干预】

1. 指导老年人生活规律，注意保暖。给予高营养、高维生素、低脂、低胆固醇饮食，避免刺激、辛辣饮食。避免久坐、骑自行车等挤压、牵拉会阴部的活动。遵医嘱坚持用药。

2. 指导老年男性坚持每年做1次直肠指诊、前列腺B超，了解前列腺增生情况。

（四）女性会阴感染

【护理评估】

1. 健康史　①现病史：了解老年女性白带性状、量、气味，有无外阴及阴道内瘙痒、灼热感以及这些症状持续时间及其程度。②心理社会评估：老年妇女如何评价自己目前的状况，能否以平静的心态对待疾病，是否有忧虑、自卑心理，家属对患者的关心程度等。③既往史：了解患者月经史、闭经时间，有无卵巢手术史或盆腔炎症病史。

2. 妇科检查　观察阴道黏膜皱襞的弹性，有无出血点、溃疡或粘连。

3. 实验室及其他检查　了解阴道分泌物及宫颈刮片检查情况。

【相关护理诊断】

1. 有皮肤完整性受损的危险　与炎症引起的阴道、外阴皮肤黏膜充血、破损有关。

2. 焦虑 与病程长、易发作、症状明显有关。

3. 睡眠形态紊乱 与局部瘙痒不适有关。

4. 知识缺乏 与缺乏信息及正确指导有关。

【护理措施】

1. 一般护理 ①观察：观察老年妇女有无外阴及阴道内瘙痒。若因奇痒难忍，影响正常生活休息时，要鼓励其积极治疗，并遵医嘱给予必要的止痒药物。避免用力摩擦、抓挠，以免损伤局部皮肤、黏膜。②饮食护理：给予清淡、富含营养的饮食，避免刺激性食物。③心理护理：观察老年妇女是否情绪低落，要做好安慰、解释工作，并指导其亲属多关心、体贴她们，帮助她们树立战胜疾病的信心。

2. 阴道冲洗 进行阴道冲洗和放药前需洗手，盆、毛巾等用具要消毒干净。老年妇女阴道壁弹性降低，进行阴道冲洗、阴道内纳入药物时动作要轻柔、缓慢，并安慰老年妇女，使其放松，减轻痛苦。

【健康指导和行为干预】

1. 指导老年妇女注意增加营养，坚持体育锻炼，保持心情舒畅，提高自身防御力。

2. 保持外阴皮肤清洁，每日大、小便后清洗外阴，勤换内裤，保持会阴局部清洁。但不能用较热的水及刺激性大的肥皂进行清洗，以免加重外阴干燥、瘙痒症状。

3. 坚持按医嘱用药。

4. 定期到医院进行妇科检查。

第九章　老年代谢与内分泌系统
常见疾病的护理

人体内分泌系统是一个非常复杂的系统，它主要包括下丘脑、脑垂体、甲状腺、肾上腺、性腺、胰腺等内分泌腺。内分泌腺分泌量虽然不大，但在维持人体生理代谢方面却起着很大的作用。随着人类寿命的延长，老年人代谢与内分泌系统方面的问题越来越突出，它不仅涉及面广、症状隐匿，而且多种疾病间相互影响，治疗、护理错综复杂，给护理工作带来了一定的难度。所以，护理人员不仅要了解该系统正常老化过程，还要具备一定的识别能力，才能对老年人现存的或潜在的代谢与内分泌系统方面的健康问题做出正确的评估，实施整体护理。

一、生理性变化

（一）脑垂体

50 岁以上老年人垂体体积逐渐缩小，组织结构呈纤维化和囊状改变，生长激素分泌减少，但促肾上腺皮质激素、促甲状腺激素分泌量随年龄变化不大。

（二）甲状腺

随着年龄增加，老年人甲状腺体积逐渐缩小，有纤维化、淋巴细胞浸润和结节化现象，甲状腺素分泌减少，一般老年男性血 T_3 水平约降低 20%，老年女性血 T_3 水平约降低 10%。

（三）肾上腺

肾上腺皮质和髓质细胞均减少，肾上腺重量逐渐减轻，肾上腺功能减退。

（四）胰腺

老年人胰岛萎缩，胰岛内有淀粉样物质沉积。胰岛功能减退，胰岛素释放延迟，或分泌减少。

二、常见疾病及特点

（一）糖尿病

糖尿病（DM）是由遗传和环境因素相互作用而引起的一组代谢异常综合征。因胰岛素分泌、胰岛素作用或两者同时存在缺陷，引起碳水化合物、蛋白质、脂肪、水和电解质等的代谢紊乱，临床以慢性（长期）高血糖为主要共同特征，最严重的急性并发症是糖尿病性酮症酸中毒或糖尿病性非酮症性高渗性昏迷。长期糖尿病可引起多个系统器官的慢性并发症，导致功能衰竭，成为致残、病死的主要原因。随着生活水平的提高、人口老化及生活方式的改变，老年人糖尿病患病率不断地上升，糖尿病已成为老年人常见病、多发病。目前，老年糖尿病患者约占糖尿病患者总数的40%以上。

1. 分型　糖尿病分成四种类型：1 型糖尿病（T1DM）、2 型糖尿病（T2DM）、其他特异型糖尿病和妊娠糖尿病（GDM）。老年糖尿病患者中90%以上为 2 型糖尿病。

2. 老年人 2 型糖尿病的主要病因　①有明显的遗传基础。②危险因素：包括老龄化、高热量饮食、体力活动减少、肥胖、糖耐量减低（IGT）和空腹血糖调节受损（IFG）。IGT 及 IFG 为糖尿病前期，代表了正常葡萄糖稳态和糖尿病高血糖之间的中间代谢状态，表明其调节（或稳态）受损，均为发生糖尿病的危险因素，也是发生心血管病的危险信号。

老年人糖尿病诊断标准同成年人。

3. 特点

（1）老年糖尿病患者代谢紊乱综合征不明显：代谢紊乱综合征指"三多一少"，即多尿、多饮、多食和体重减轻。因代谢紊乱症状群不明显，部分老年人是在围术期检查时或体检时才发现高血糖。

（2）并发症多：老年糖尿病患者常并发感染（疖、痈、癣、真菌性阴道炎、尿路感染、肺结核等）、大血管病变（冠心病、脑卒中、肾动脉硬化、肢体动脉硬化等）、微血管病变（糖尿病肾病、糖尿病性视网膜病变、糖尿病心肌病等）、周围神经病变、糖尿病足等，在应激（感染、手术、外伤、心脑血管急症等）状态下，容易发生高渗性非酮症糖尿病昏迷等严重并发症。因老年糖尿病患者多为 T2DM，体内胰岛素有一定的储备，脂肪分解相对减少，所以，不常发生酮症酸中毒。

（3）并发症严重：T2DM 最严重的并发症是冠状动脉和脑血管动脉粥样硬化病变，其次是糖尿病肾病。

（4）常以并发症为首发症状：老年糖尿病患者体形偏胖，起病隐匿，往往因糖尿病并发症就医时，才被确诊为糖尿病。

（5）常以反应性低血糖为首发症状：T2DM 患者进食后胰岛素分泌高峰延迟，餐后 3~5 小时血浆胰岛素水平不适当地升高，可引起反应性低血糖。

（6）老年人餐后 2 小时血糖更重要：老年人糖耐量生理性减低，其餐后 2 小时血糖比空腹血糖更能及时反映血糖升高情况。

（7）尿糖与血糖常不成正比：老年人并发肾小球硬化症时，肾小球滤过率降低，肾糖阈升高，尿糖与血糖往往不成正比。

（8）病死率、致残率较高：据统计，约 70% 的老年糖尿病患者死于心脑血管并发症。病史超过 2~3 年的老年糖尿病患者，约 60% 合并周围神经病变，主要表现为糖尿病足。WHO 将糖尿病足定义为与下肢远端神经异常和不同程度的周围血管病变相关的足部（踝关节或踝关节以下的部分）感染、溃疡和深层组织破坏。糖尿病足是截肢、致残的主要原因，据统计，截肢率高达 50% 以上。病史超过 10~15 年的老年糖尿病患者，约 50% 以上出现视网膜病变、白内障或青光眼等，导致视力下降，甚至失明。

4. 治疗原则　早期治疗、长期治疗、综合治疗、治疗措施个体化。国际糖尿病联盟（IDF）提出了糖尿病现代治疗的 5 个要点，分别为饮食控制、运动疗法、血糖监测、药物治疗和糖尿病教育。

（二）甲状腺功能减退

甲状腺功能减退是由各种原因导致的低甲状腺激素血症或甲状腺激素抵抗而引起的全身性低代谢综合征，其病理特征是黏多糖在组织和皮肤堆积，表现为黏

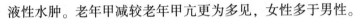

液性水肿。老年甲减较老年甲亢更为多见，女性多于男性。

1. 病因　常由于自身免疫性甲状腺炎引起，部分患者是因手术切除或¹³¹I放射治疗的后遗症，碘过量、抗甲状腺药物过量也可引起老年甲减。

2. 特点　①起病隐匿：老年人甲减发病隐匿，进展缓慢。②症状不典型：老年人甲减依靠临床表现明确诊断者，只占甲减总人数的13%～24%，有30%左右的老年甲减患者可无甲减症状。部分老年甲减患者仅表现为轻微乏力、食欲减退、嗜睡、周身发胀等非特异性症状。即使少数老年人有疲劳、抑郁、肌萎缩、便秘和皮肤干燥等比较典型的症状体征，也往往易被误认为是衰老所致，而延误治疗。③易误诊、漏诊：老年甲减易与贫血、单纯性肥胖、肾病综合征等疾病相混淆，而延误诊断。

3. 治疗原则　甲状腺激素替代治疗是治疗老年甲减的基本疗法，需终身替代治疗。老年甲减患者，尤其是患有心脏病者，服用甲状腺激素时应从小剂量开始，以免因心脏负担突然增加，导致心律失常、心功能不全等严重后果。

（三）脂代谢异常

由于脂肪代谢或转运异常使血浆中一种或多种脂质高于正常称为脂代谢异常，可表现为高胆固醇血症、高甘油三酯血症或两者兼有（混合型脂代谢异常）。脂代谢异常可分为原发性脂代谢异常和继发性脂代谢异常两类：原发性脂代谢异常少见，属遗传性脂代谢紊乱疾病。继发性脂代谢异常多见，常由某些疾病（糖尿病、甲减、肾病、胆道阻塞等）、高脂饮食、饮酒、服避孕药而引起。脂代谢异常是代谢综合征（MS）的组成成分之一。代谢综合征指伴有胰岛素抵抗（IR）的一组疾病（中心性肥胖、IGT、高血压、高甘油三酯）的聚集，是发生心血管病变的危险因素。IR是MS的中心环节，中心性肥胖通过影响胰岛素的敏感性参与IR的形成和发展。引起MS的原因是多方面的，主要是遗传易感性和环境因素互相作用的结果。不良的生活方式（高热量、高脂饮食、体力活动减少等）是重要的环境因素。

脂代谢异常是一种富贵病。随着社会进步，生活水平的不断提高，脂代谢异常发病率越来越高。据调查，我国18岁以上成年人患病率为10%左右，60岁以上老年人为 30% 左右，绝经后的老年妇女发病率更高。

1. 病因 遗传因素、长期高热量、高胆固醇、高饱和脂肪酸饮食，饮酒，吸烟，长期高度精神紧张等。

2. 特点 ①脂代谢异常初期多数没有临床症状，但它却能直接加速全身动脉粥样硬化，隐匿地、逐渐地、进行性地损害机体。②老年人常见病（脑卒中、冠心病、心绞痛、心肌梗死、高血压、糖尿病、甲状腺功能减退、肾动脉硬化引起的肾功能不全等）与脂代谢异常密切相关。③脂代谢异常有显著的人群差异。一般城市高于农村，老年人高于青壮年，女性高于男性，脑力劳动者高于体力劳动者，肥胖者高于正常人群，荤食者高于素食者，吸烟、饮酒者高于不吸烟、饮酒者，长期高度精神紧张者高于一般人群，有遗传基因者高于无遗传基因者。

3. 治疗原则 ①合理膳食、适当运动是治疗老年人脂代谢异常最重要的基本措施，应长期坚持。②药物治疗是饮食治疗及运动治疗的辅助措施。老年人经调整饮食、加强运动 3～6 个月后降血脂仍无效时，或已有冠心病，或虽无冠心病但血脂过高时，均需药物治疗。

三、常见健康问题及护理

（一）糖尿病

【护理评估】

1. 健康史 ①现病史：询问有无糖尿病代谢紊乱的表现，有无动脉粥样硬化、心脑血管疾病、糖尿病肾病、视力下降、周围神经病变、糖尿病足、严重感染、肺结核等并发症的相应症状。本次发病后是否用过降糖药，处理及转归情况。②心理社会评估：老年人如何评价自己目前状况，能否以平静心态对待疾病。是否有忧虑、恐惧、悲观情绪。家属对老年人的关心程度。③既往史：了解有无糖尿病、高血压、高血脂、心脑血管病史，其首次发现时间、治疗护理经过及转归情况。了解日常休息、活动量及活动耐力情况。了解平时每餐摄入量及摄入食物主要成分。④用药史：了解本次发病前曾用药物名称、剂量、用法、用药时间、效果及不良反应。尤其注意使用降糖药、胰岛素的情况。了解老年人及家属能否掌握所用药物的有关知识。⑤家族健康史：是否有家族性糖尿病、心脑血管疾病、脂代谢异常等病史。

2. 身体评估　测量生命体征，注意有无糖尿病并发症及相应体征，是否肥胖。

3. 实验室及其他检查　了解血糖、尿糖、口服葡萄糖耐量试验（OGTT）、糖化血红蛋白（HbA1C）、血浆胰岛素和 C – 肽测定、血脂、EKG、CT 检查结果。了解眼科检查情况。

【相关护理诊断】

1. 营养失调　高于机体需要量与机体代谢异常、活动减少、营养知识缺乏有关。

2. 活动无耐力　与糖、脂肪、蛋白质代谢紊乱有关。

3. 有感染的危险　与组织中糖含量高及免疫系统功能受损有关。

4. 有受伤的危险　与低血糖反应、末梢感觉功能障碍有关。

5. 知识缺乏　与缺乏信息、缺乏正确指导有关。

【护理措施】

1. 一般护理

（1）饮食控制、运动疗法：是治疗老年糖尿病的基础措施。

（2）休息、活动：活动能加强机体对胰岛素的敏感性，有利于葡萄糖的利用，使血糖下降。但活动过度反而会增加老年人心肺负担，导致不良后果。老年糖尿病患者的活动方式常为散步、打太极拳、做健身操、干家务等，活动时以身体微汗、不感疲劳为度。为防止低血糖，老年糖尿病患者活动宜在餐后 1 小时进行，并随身携带糖块、饼干等。有严重糖尿病并发症者不宜运动。

（3）心理护理：由于长期的饮食控制，严格用药，及对并发症的恐惧，往往使老年糖尿病患者烦躁易怒，血糖波动较大。此时，护理人员要鼓励他们讲出自己的感受，耐心解答他们提出的问题，帮助他们树立信心，以良好的心态配合治疗护理。

（4）血糖监测：应用强化治疗使血糖接近正常可减少微血管病变的发生。

除控制空腹高血糖，还应注意使餐后血糖达标。观察有无糖尿病并发症表现，有无低血糖症状。有时老年糖尿病患者低血糖表现并不典型，往往仅表现为意识改变、行为异常、夜间噩梦、睡眠中不自主大叫、不易叫醒等症状，故护理人员要特别注意观察正在使用降糖药的老年糖尿病患者，加强夜间巡视，注意识别、发现低血糖情况，并能给予及时的抢救。

2. 用药护理　以饮食治疗和适当的体育锻炼为基础，根据病情选用药物治疗。90%以上老年糖尿病患者经口服降糖药加控制饮食可以得到满意疗效。

（1）种类：老年糖尿病患者常用以下四类口服降糖药。①磺脲类：甲苯磺丁脲（D860）、格列苯脲（优降糖）、格列齐特（达美康）、格列喹酮（糖适平）等。②双胍类：苯乙双胍（降糖灵）、二甲双胍（美迪康）、格华止等，主要通过促进外周组织对葡萄糖的摄取和利用而降低血糖，常用于治疗 T2DM，是肥胖糖尿病者的第一线用药。③α-葡萄糖苷酶抑制剂：阿卡波糖（拜糖平）等，主要通过抑制肠道 α-葡萄糖苷酶的活性，使葡萄糖吸收减少，也可作为 T2DM 第一线药物。④胰岛素增敏剂（噻唑烷二酮类）主要通过增强骨骼肌、肝脏和脂肪组织对胰岛素的敏感性，促进葡萄糖的利用和吸收，而降低血糖。

（2）方法及注意事项：口服降糖药时间与进餐时间密切相关。磺脲类药物宜餐前30分钟服用；双胍类药物宜餐中或餐后服用；α-糖苷酶抑制剂宜在进餐第一口时服用；胰岛素增敏剂宜早餐前30分钟服用。

（3）胰岛素治疗：老年糖尿病患者有5%～10%需用胰岛素治疗。按作用时间胰岛素制剂可分为速（短）效、中效和长（慢）效三类。按来源分为动物来源胰岛素和人胰岛素。人胰岛素纯度高，不良反应少，不易产生胰岛素抗体，很少引起免疫反应，更适宜老年糖尿病患者应用。诺和灵30R 是30%诺和灵 R 和70%诺和灵 N 的混合物，诺和灵50R 是50%诺和灵 R 和50%诺和灵 N 的混合物。胰岛素的注射部位与吸收率密切相关，皮下注射胰岛素的吸收率取决于注射的位置，腹壁吸收率最高，其次是上臂、股部和臀部。使用人胰岛素前，先用速效动物来源胰岛素调整血糖，待血糖控制满意后再换用人胰岛素；动物来源胰岛素换用人胰岛素时，总量需减少20%～30%；使用人胰岛素后要注意根据血糖调整胰岛素剂量。注射诺和灵 30R、诺和灵 50R、诺和灵 N 前，要来回摇动注射剂，使药物混匀，并于餐前 30 分钟内皮下注射。注射胰岛素前，要询问老年糖尿病患者能否在 30 分钟内进餐，是否有食欲不佳等情况，切不可盲目注射胰岛素。未使用的诺和灵制剂应存在 2～8℃冰箱内，使用中的诺和灵制剂不必放入冰箱。

3. 低血糖防治　低血糖比高血糖对老年人危害更大，甚至危及生命，所以，老年糖尿病患者的治疗目标是，控制血糖宁高勿低。发生低血糖时，神志清醒者可给予糖水、糖块、饼干等口服，昏迷者应及时给予 50% 葡萄糖液 60～100ml 静脉注射，切忌经口喂食，以防窒息而死亡。

4. 皮肤护理　糖尿病患者易发生皮肤感染。由于皮肤老化，老年糖尿病患者更易发生皮肤感染，加强老年糖尿病患者皮肤护理十分重要。

5. 糖尿病足护理　①检查：每日检查足部是否有水疱、裂口、擦伤以及其他改变。②洗足：用温水及软皂洗足；用柔软、吸水性强的毛巾轻柔地将足擦干，特别要擦干足趾间；将足擦干后用羊毛脂或植物油轻轻涂擦足部；每次洗足不要超过 10 分钟。③干燥：汗多时可用少许滑石粉放在趾间、鞋及袜中。④避免损伤：足部禁用强烈刺激性药水，如碘酒等；慎给足部加热，严防足部烫伤；剪趾甲时注意剪平，不要过短，以防损伤足部。⑤按摩：每日从趾尖向上轻按足部多次。

【健康指导和行为干预】

1. T2DM 的预防　糖尿病的一级预防是避免糖尿病发病；二级预防是及早检出并有效治疗糖尿病；三级预防是延缓和（或）防治糖尿病并发症。老年人 T2DM 的预防，关键在于筛查出 IGT（糖耐量减低）人群，在 IGT 阶段进行干预处理，有可能延缓、减少向糖尿病的转变，使其保持在 IGT 或转变为正常糖耐量状态。

2. 控制饮食　让老年人掌握饮食治疗的具体措施，做到根据病情有计划、有规律地按时按量进餐；提倡不吸烟、少饮酒、少吃盐。

3. 健康教育　糖尿病健康教育是重要的基本措施之一。健康教育的对象包括糖尿病防治专业人员的培训、医务人员的继续教育、老年人（及其家属）和公众的卫生保健教育。对老年人和家属应耐心宣教，使其认识到糖尿病是终身疾病，治疗需持之以恒，并了解糖尿病的基础知识和治疗控制要求。

4. 运动指导 让老年人了解体育锻炼的具体要求、具体措施，防止肥胖。

5. 保护双足 向老年糖尿病患者讲清保护双足的意义，指导其不要赤足行走，以免不慎受伤；不宜穿弹性过紧的袜子，选择软底宽头的鞋。

6. 预防感染 指导老年人注意个人卫生，预防各种感染。

7. 用药护理 告诉老年糖尿病患者口服降糖药的注意事项，必要时教会他们自我注射胰岛素。

8. 警惕低血糖反应 指导老年糖尿病患者随身携带疾病卡，注明低血糖反应的表现及放糖的位置，以便发生低血糖时他人能及时救治。指导老年糖尿病患者随身备糖果、饼干等食品，以便及时纠正低血糖。

9. 自我监测 教会老年糖尿病患者自我监测血糖（SMBG）、尿糖。SMBG是近十年来糖尿病患者管理方法的主要进展之一，应用便携式血糖计可经常观察和记录患者血糖水平，为调整药物剂量提供依据。

10. 定期复查 每2~3个月定期复查血糖，了解糖尿病病情控制程度；每年全面复查1~2次，着重了解血脂水平，心、肾、神经功能和眼底情况，以便尽早发现大血管、微血管并发症。

（二）血脂异常

【护理评估】

1. 健康史 ①现病史：询问是否有脑卒中、冠心病、心绞痛、心肌梗死、高血压、糖尿病、甲减、肾病综合征、肾功能不全等与脂代谢异常密切相关疾病的临床表现。②心理社会评估：老年人如何评价自己目前状况，是否有忧虑情绪。家属对老年人病情重视程度。③既往史：了解是否有上述疾病病史。若有，需进一步了解患病时间、治疗护理经过及转归情况。了解既往是否喜食高脂饮食，是否喜食甜食，是否大量饮酒，是否长期吸烟。了解平时生活自理能力情况、活动习惯、运动方式、运动量等。④家族健康史：是否有脂代谢异常、糖尿

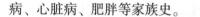

病、心脏病、肥胖等家族史。

2. 身体评估　注意有无黄色瘤、角膜环及眼底改变。

3. 实验室及其他检查　①了解血脂、血糖、肝肾功能检查结果。②采集血脂蛋白标本前，应禁食 12～14 小时。

【相关护理诊断】

1. 保持健康能力改变　与知识缺乏，不能有效控制脂类代谢异常有关。

2. 营养失调　高于机体的需要与脂代谢异常有关。

【护理措施】

1. 一般护理

（1）观察

①观察与血脂异常密切相关疾病的临床表现。

②观察肝、肾功能：因多数老年人肝、肾功能减退，且调节脂质代谢的药物对肝、肾功能影响较大，所以，用药期间，要特别注意老年人黄疸情况，注意尿量，定期检查肝、肾功能，如发现异常应及时向医生反映。

（2）休息、活动：活动对降低血脂具有重要的意义。老年人活动形式应因人而异，以身体微汗，不感到疲劳，运动后身体轻松为度。一般每天活动 1 小时左右，每周活动不少于 5 天，持之以恒。

（3）饮食、嗜好

①限制摄入总热量：限制摄入总热量是降低血脂、控制体重的关键。60 岁以上老年人、轻体力劳动者每日摄入总热量应限制在 6699～8374kJ 为宜。避免暴饮、暴食，不吃过多甜食，做到饮食有节律。

②低脂、低胆固醇膳食：每日摄入脂肪不超过 30g 为宜，并且以植物油（豆油、花生油、玉米油等）为主；每日摄入胆固醇控制在 200mg 以下为宜，避免食用高胆固醇食品（动物内脏、蛋黄等）。

③高纤维膳食：膳食中的纤维素有降低血清胆固醇的作用。纤维含量丰富的食物主要有粗杂粮、麦麸、干豆类、海带、蔬菜、水果等，每日摄入纤维量 35～45g 为宜。

④足量蛋白质：为防止老年人营养不良，应注意提供足量的蛋白质。

⑤戒烟限酒，减少吃喝应酬：长期吸烟酗酒，可干扰血脂代谢，使血脂升高。

（4）心理：情绪激动、失眠、过度劳累、生活无规律、焦虑、忧郁等都可使脂代谢紊乱。要指导老年人自我调节，心理放松，避免紧张，生活规律，劳逸结合。

2. 用药护理

（1）坚持用药：老年人血脂异常往往需要长期治疗，甚至终身用药才能达到治疗的目的；中途停药往往导致疾病复发。所以，要向老年人讲清楚长期用药的意义，指导他们按医嘱坚持用药，不可操之过急。老年人常用降血脂药物有：①降胆固醇为主的药物，如考来烯胺等；②降胆固醇为主、降甘油三酯为辅的药物，如洛伐他汀、普伐他汀、辛伐他汀等；③降甘油三酯为主、降胆固醇为辅的药物，如烟酸、烟酸肌醇酯、非诺贝特、吉非贝齐等；④降甘油三酯为主的药，如多烯康等。

（2）老年人应用降血脂药物时要注意个体化原则。根据老年人血脂异常程度、生活工作方式、并发症、药物不良反应等情况进行选择。

（3）从小剂量开始：由于老年人器官功能衰退程度不同，对药物的敏感性也不同，应用降血脂药物需从小剂量开始，逐渐增量。

【健康指导与行为干预】

1. 防治目标

（1）极高危者 LDL－C＜1.8mmol/L。

（2）高危者 LDL－C＜2.6mmol/L。

（3）中危和低危者 LDL－C＜3.4mmol/L。

（4）LDL－C 基线值较高不能达目标值者，LDL－C 至少降低50%。极高危患者 LDL－C 基线在目标值以内者，LDL－C 仍应降低30%左右。

2. 宣传教育 对老年高危人群（肥胖、糖尿病、冠心病、甲减等）进行宣传教育，使他们对脂代谢异常的危害有所认识，并自觉控制饮食，加强锻炼，定期复查血脂。

3. 合理膳食 指导建立合理的膳食结构，即低热量、低脂肪、低胆固醇、低糖、高纤维膳食。

4. 生活方式指导 建立科学的生活方式，加强运动，戒烟限酒，避免精神紧张。

5. 控制体重 2003 年 4 月卫生部疾病控制司公布，以体重指数（BMI）值"24"为中国成人超重的界限，BMI"28"为肥胖的界限；男性腰围≥85cm，女性腰围≥80cm 为腹部脂肪蓄积的界限。可通过合理饮食和加强运动减轻老年人体重。

6. 积极治疗相关疾病 积极治疗影响血脂代谢的有关疾病如糖尿病、甲状腺功能减低等。

7. 用药护理 指导老年脂代谢异常患者坚持按医嘱用药，且用降血脂药后 1～3 个月复查一次血脂、肝肾功能。用药期间密切观察有无黄疸，有无尿量减少等情况，发现异常立即就诊，以便根据病情及时调整治疗方案。长年用药者，可于 3～6 个月复查一次。尽量避免使用干扰脂代谢的药物，如利尿剂、避孕药、类固醇激素等。

8. 其他 不论有无症状，均提倡老年人每年至少检查血脂一次。

（三）痛风

【护理评估】

1. 健康史 ①现病史：询问是否有关节炎症状及关节疼痛程度；是否有痛风并发症表现。询问老年人活动受限情况及对生活自理能力的影响。②心理社会评估：了解老年人如何评价自己目前状况，是否有忧虑、悲观情绪，家属对老年人的关心程度。③既往史：了解是否有脂代谢异常、高血压、冠心病、糖尿病等病史。了解发病前嘌呤及蛋白质摄入情况；是否有吸烟、饮酒、咖啡、浓茶等嗜好，每日吸量、饮量。了解平时生活自理情况、活动范围、活动量等。④用药史：是否用过使尿酸排出减少的药，如呋塞米、阿司匹林、乙胺丁醇等。⑤家族健康史：了解是否有家族性痛风病史。

2. 身体评估　检查有无关节畸形，活动受限程度，形成痛风石的部位，局部有无红、肿、热、痛。

3. 实验室及其他检查　了解血、尿中尿酸情况，检查关节腔穿刺液或结节溃破物及穿刺结节内容物有无尿酸盐结晶，了解肾功能及受累关节 X 线检查结果。

【相关护理诊断】

1. 疼痛　与嘌呤代谢紊乱有关。

2. 知识缺乏　与缺乏信息、缺乏正确指导有关。

【护理措施】

1. 一般护理

（1）观察：观察老年人关节受累情况及相关疾病临床表现。

（2）休息、活动：老年痛风患者急性期要绝对卧床休息，抬高患肢，避免受累关节负重。休息至关节疼痛缓解 72 小时后恢复活动，避免劳累。

2. 饮食护理　①给予低嘌呤饮食。告诉老年痛风患者少吃高嘌呤食物，如动物内脏、牛肉、羊肉、腌猪肉、鹅肉、鸽子肉、鳝鱼等。注意食用低嘌呤饮食，低嘌呤食物有奶类、蛋类、谷类、水果类等。②给予低蛋白饮食。蛋白质可增加尿酸的生成，要适当限制蛋白质饮食，一般 0.8 ~ 1.0g/（kg·d）。③给予低糖饮食。碳水化合物可增强机体对嘌呤的敏感性，应减少碳水化合物的摄入。④多饮水。鼓励老年痛风患者多饮水，保持每日尿量在 2000ml 以上。⑤避免刺激性食物，禁饮浓茶、咖啡、酒，禁止吸烟。

3. 用药护理　慎用呋塞米、双氢克尿塞、水杨酸等易诱发痛风的药物。饭后服药，以减轻胃肠道反应；用药后需密切观察肝、肾功能及血象情况。

【健康指导与行为干预教育】

1. 避免诱因　让老年痛风患者了解有关痛风的病因、诱因及预防方法。指导老年痛风患者注意保暖、防止感染、避免过饱，以防诱发痛风。

2. 合理饮食 坚持低嘌呤、低蛋白质、低碳水化合物饮食，避免过饱。鼓励大量饮水，保持每日尿量在 2000ml 以上。禁食刺激性食物，禁饮刺激性饮料。禁止吸烟。

3. 按医嘱用药，定期复查。

第十章　老年运动系统常见疾病的护理

运动系统主要由骨骼、关节、骨骼肌等部分组成，在神经系统的调节和其他系统的配合下，对人体起着支持、保护和运动的作用。老年人运动系统的功能随着年龄的增长而减退，直接影响老年人的姿态和功能，给老年人带来了许多健康问题。因此，护士必须掌握老年人运动系统的生理变化和常见疾病的护理，提高老年人生活质量，保持老年人良好的运动状态和身心健康。

一、生理性变化

随着人口的老化，骨与关节损伤的发生率明显增高，现在已成为老年人的一种多发病、常见病。据统计65岁以上的老年人每增加5岁，骨折的危险增加1倍。众多的研究表明，老年人骨与关节系统损伤明显增高的原因是由于运动系统自身老化与退行性变，导致解剖上的一系列变化以及生理功能的明显衰退。

(一) 骨骼

骨骼是支撑身体、保护脏器的器官。进入中老年阶段后，骨骼逐渐发生退行性变，骨的大小和外形变化虽然不明显，但是骨皮质变薄、骨小梁减少、变细，以致单位容积中的骨量（骨密度）减少，出现骨质疏松，骨骼变脆，容易骨折。老年人因椎间盘萎缩变薄，脊柱变短弯曲易致驼背，而出现身高降低，男性40～60岁平均身高下降2.3cm，女性下降2.7cm。骨骼的退行性变与性激素分泌减少，钙质、维生素D、蛋白质、矿物质摄取减少、吸收不良等因素有关。另外，活动量小、骨骼肌的运动减少、血液循环减慢、营养不良或长期使用类固醇药物均可引起骨骼的改变。

(二) 关节

正常的关节都有柔软的软骨，软骨富有弹性，在关节受压和运动时有保护关节、缓冲骨与骨之间冲击的作用。老年人关节的退化是由于胶原细胞的形成减少，使关节的弹性和伸缩性降低，变化最多的是关节软骨。关节软骨纤维化、弹性减弱、滑囊僵硬，导致关节僵化。有的关节软骨周围发生骨质增生，形成骨刺，产生疼痛，致使关节活动不灵敏，运动受限。

（三）肌肉

老年期肌纤维的体积变小，数量减少，肌肉的灵活性和弹性也减弱。50 岁后，肌肉衰退速度更快。腰腿部的变化较为明显，肌肉收缩功能降低，易产生疲劳，发生腰腿酸痛。面部、颈部和背部肌肉紧张度降低，背部肌肉明显萎缩。胸部肌肉及软骨弹性减弱，导致肺扩张的容积和贮存量变小，使老年人易疲劳，患肺炎率较高。引起老年人肌肉老化的原因很多，常与缺乏蛋白质、热量、维生素 B_6、维生素 B_{12}、维生素 A 等有关，也与钙、镁、锌的摄入不足有关。

二、常见疾病及特点

（一）老年骨质疏松症

骨质疏松症（OP）是指一种以低骨量和骨组织微结构衰败为特征，伴有骨脆性增加而易发生骨折的一种全身进展性的代谢性骨病。OP 可分为原发性和继发性两类。继发性者的原发病因明确，常由内分泌代谢疾病或全身性疾病引起。原发性者又可分为两种亚型，即Ⅰ型和Ⅱ型。Ⅰ型即绝经后骨质疏松症，发生于绝经后女性，其中多数患者的骨转换率增高，亦称高转换型 OP；Ⅱ型 OP 多见于60 岁以上的老年人，女性的发病率为男性的 2 倍以上。

1. 病因　病因目前不十分明确。一般认为骨质疏松的发生通常是遗传、激素、营养、生活方式和环境等因素相互影响的复杂结果。错综复杂的病因，综合起来有雌性激素的减少、降钙素的减少、钙的吸收减少、活性型维生素 D_3 的减少、运动量的减少、甲状旁腺素的增加。

2. 特点

（1）多见于绝经后妇女及 60 岁以上老年人，男女之比为 1:2。

（2）随年龄的增加，骨矿密度（BMD）或骨矿含量（BMC）逐年下降。

（3）老年男性 BMC 下降速度慢于老年女性，后者除老化因素以外还有雌激素缺乏的影响。

（4）主要表现：腰痛和肌无力是本病的主要症状，且多在夜间出现，清晨起床活动时疼痛加重，分急性疼痛和慢性疼痛。①急性疼痛：多为腰背痛，由腰椎压缩性骨折引起，可持续 2~8 周，然后逐渐消退，但有时也可演变为慢性疼痛和腰骶部不适。②慢性疼痛：多在腰背部发生，可由急性疼痛迁延、骨小梁微小骨折（CT 检查不能察知）、脊椎旁肌肉痉挛、脊髓神经根周围炎、胸椎压缩性骨折、腰椎代偿性前突造成腰骶部不适。

（5）身材缩短，常见于锥体压缩性骨折；骨质疏松的主要并发症是骨折，常见部位股骨颈为脊椎、肱骨外科颈、股骨颈及桡骨下端，股骨颈骨折危害最大。

3. 治疗原则

（1）抑制骨转换：①酌情使用雌激素替代治疗。绝经后尤其是绝经后前 10 年妇女使用雌激素较好，尼尔雌醇 2.5mg，每月一次。②二磷酸盐可抑制破骨细胞活性，骨转换降低使骨量增加。③活性维生素 D 可促进钙在肠道吸收，应用时需定期复查血钙，以免血钙过高导致尿路结石。④降钙素可抑制破骨细胞活性，抑制骨吸收，镇痛、改善活动功能，改善钙平衡，抑制骨量丢失和减少骨折的发生。

（2）刺激骨形成：①小剂量氟（5~20mg/d）可刺激骨形成，减少骨折发生率 50%，不良反应少。②合成类固醇有防止骨量丢失、刺激骨形成的作用。

（二）老年性骨关节炎

骨关节炎是关节软骨的一种退化性病理变化和随之而产生的骨质增生的疾病。本病又称为老年性关节病、增生性关节炎、肥大性关节炎、退行性关节炎。本病为非炎性、退行性的关节疾病。

1. 病因 本病的发生与年龄和肥胖成正比。病理特点为关节受到经常性较大压力或创伤后，其关节内软骨受滑囊液中软骨素减少和黏多糖类物质增多的影响，继发软骨软化，正常弹性消失。关节边缘和软骨下骨质出现反应性改变，关节边缘骨质增生和关节面硬化。

2. 特点 ①发病年龄多在 50 岁以上，女性较男性多见，是负重关节最常见的疾病，如髋关节、膝关节、踝关节、脊柱等最多见。是影响老年人活动最常见的原因。②典型症状是关节疼痛。常于晨间发生，稍活动后症状反而减轻，但如果活动过多时，疼痛加剧。受累关节活动不灵，长时间取一种体位后，感觉关节僵硬，要经过一定时间活动后才能活动自如；活动关节时有摩擦声和喀喇声并伴有疼痛；如继发性滑膜炎，可出现关节腔积液；早期活动无明显受限，晚期由于关节变形，疼痛加剧使关节活动出现不同程度受限。③一般无全身症状，也很少发生关节畸形或造成残疾。

3. 治疗原则 目前本病无特效药。常用综合治疗措施，注重减轻疼痛，保护关节功能。

（三）颈椎病

颈椎病是颈椎间盘退行性变，继发椎间关节退行性变所致的脊椎、神经、血管损害而表现的症状和体征。

1. 病因 ①颈椎退行性变：由于颈椎及周围组织发生退化，颈椎僵硬或骨质增生，两个椎体之间的软组织即颈椎间盘突出，使通过颈椎的骨髓和神经根受到压迫。②姿势不当：睡眠姿势不当、长期坐位、长期低头工作者，均可引起颈椎病。③外伤：各种外伤对颈椎均有不同程度的影响，其中头颈外伤最明显。

2. 分型 颈椎病按病变的部位、范围以及不同的受压组织可出现不同症状，临床常分为颈型、神经根型、脊髓型、椎动脉型等。

3. 特点 ①颈型颈椎病：以局部软组织病变为主，多数患者因颈椎处于强迫姿势过久而发病。表现为颈痛，颈肌紧张，枕后区放射痛。晨起颈部僵硬、疼痛，表现为"落枕"症状。头颈活动时疼痛加剧，活动受限。②神经根型颈椎病：是颈椎病较常见类型，主要表现为颈肩痛伴患侧手臂及手指放射痛和麻木感，神经根压迫严重，病程较长者，还可出现肌张力减弱，手部肌肉萎缩等表现。③脊髓型颈椎病：病变呈慢性进行性发展。多数下肢步态不稳，步态蹒跚或痉挛步态，双上肢动作笨拙，不能做精细动作，四肢不自主"抽筋"及麻木。部分患者有性功能减退及排尿不畅等表现。④椎动脉型颈椎病：出现椎－基底动脉供血不足的症状，如头痛、头晕、记忆力减退、耳鸣、视物模糊或复视等。旋转头颈时出现眩晕是本病的特点。高血压、动脉硬化患者易发生。

4. 治疗原则　根据不同类型、病情轻重、病程长短选择治疗方案。对神经症状不严重或初发者可采取非手术治疗，包括牵引、颈托、手法按摩、推拿、药物、封闭、理疗。对个别长期非手术治疗无效，严重影响生活者考虑手术治疗。

（四）老年性类风湿关节炎

类风湿关节炎是一种慢性、对称性、多发性关节炎为主的全身性疾病，可发生于婴儿以外的任何年龄。老年型类风湿关节炎，平均发病年龄在66.9岁。女性发病率高于男性，其比例为2.5∶1。

1. 病因　一般认为类风湿关节炎是感染后引起的自身免疫反应，发病慢，病程长。基本的病理改变是骨膜炎。

2. 特点　①晨僵：表现为晨起时关节僵硬，疼痛，活动不灵，通常持续1小时以上，经活动后才能减轻，病情控制后可消失。②多发性和对称性：四肢大小关节均可受累，以小关节为主。老年人受侵犯的关节，其顺序是：掌指关节、膝关节、肩关节、近端指间关节、跖趾关节、踝关节和肘关节。反复发作之后，关节发生变形，甚至粘连或固定，出现不同程度的畸形。③全身症状少见：如发热、体重下降、淋巴结与肝脾肿大等较年轻人少见。④实验室检查：有贫血、红细胞沉降率（血沉）显著增快和类风湿因子试验阳性等。

3. 治疗原则　控制炎症，缓解症状，控制病情进展，保持关节功能，防止骨质破坏和关节畸形。

（五）老年常见骨折

骨折是指骨的连续性或完整性破坏。多数骨折由于外伤所致，称外伤性骨折。少数因骨本身的疾病所致称病理性骨折。

1. 病因　老年人骨骼有机成分少，无机成分增加，使骨的弹性及抵抗外力的能力减弱，肌肉的萎缩又使对骨骼的保护作用降低，内分泌紊乱或某些慢性病使骨质疏松，所以轻微的外力和自身的应力即可造成老年人骨折。

2. 特点　①股骨颈骨折：指股骨头下至股骨颈基底部之间的骨折，常在跌倒或下肢突然扭转时发生，是老年人骨质疏松症的常见并发症。②桡骨下端骨折：骨折常发生在桡骨下端距关节面 2~3cm 处，常在跌倒手撑地面时发生，也是老年人骨质疏松症的常见并发症。③腰椎压缩性骨折（脊柱压缩性骨折）：一般发生在第十二胸椎和第二腰椎之间。常见于摔倒时臀部先落地，或腰椎外伤搬运不当时。骨折严重者可造成截瘫。多见骨质疏松症的老年女性。腰椎压缩性骨折唯一的明显症状就是疼痛，并有从中间向外放射的感觉。如不慎活动、咳嗽、打喷嚏以及用力排便时，都可使疼痛加剧。疼痛不一定局限某一特定平面，尤其在老年妇女，可见沿脊柱弥漫性疼痛，压缩的骨折椎体的棘突有明显的局部压痛和叩击痛。

3. 治疗原则　复位、固定和康复是老年人骨折应遵循的三大治疗原则。

三、常见健康问题及护理

（一）骨质疏松症

【护理评估】

1. 健康史　①现病史：了解饮食结构，是否长期进低钙、高盐饮食，是否有偏食、吸烟、嗜酒、爱喝咖啡等情况。询问腰痛的性质、持续时间及诱因。了解运动和体力活动情况，是否经常从事散步、慢跑、网球、游泳等多项运动，是否经常参加体力劳动等。②既往史：是否有骨折史。③用药史：本次发病前用药情况，是否有药物过敏史和中毒史。

2. 身体评估　是否有沿脊柱向外扩散、夜间或清晨明显、日间减轻的腰痛。疼痛是否在弯腰、肌肉运动、咳嗽、打喷嚏和排便用力时加重。

3. 实验室及其他检查　目前骨质疏松尚无统一的诊断标准。常用的诊断顺序：临床检查和实验室筛选，普通放射学及非创伤性的骨密度检查如桡骨下端单光子骨密度测定法（SPA），髋部、脊柱和全身骨量的双能量 X 线骨密度测定法（DEXA），定量 CT 骨密度测定法（QCT）以及髂骨活检骨计量术等。目前 WHO

诊断骨质疏松症的标准是患者骨矿密度（BMD）或骨矿含量（BMC）低于同性别年轻人均值 2.5 个标准差。

【相关护理诊断】

1. 营养失调 低于机体的需要与激素水平改变、钙摄入不足、骨退行性变有关。

2. 有受伤的危险 与骨质疏松易骨折有关。

3. 知识缺乏 与缺乏信息、缺乏正确指导有关。

【护理措施】

1. 一般护理

（1）活动：经常进行运动锻炼，有助于延缓骨质疏松症的发展。老年人适量的运动形式有：步行、打太极拳、跳舞、保健操等。运动时要由易到难，循序渐进，避免剧烈的运动，以防骨折。鼓励多做户外活动。阳光充足、空气清新的环境，可促进维生素 D 在体内合成和利用，有利于预防骨质疏松症。

（2）饮食：调整饮食结构，增加饮食中钙的摄入，多吃富含钙的食物如牛奶、豆制品及鱼类等。戒烟限酒，少喝咖啡。吸烟不利于维持钙平衡，并增加老年人发生骨折的危险；饮酒后会影响正常进食，长期如此会引起营养不良，钙吸收差，故应限制饮酒；咖啡也会影响小肠对钙的吸收，助长骨质疏松的发展，故不宜多喝咖啡。

2. 疼痛护理

（1）急性疼痛：适当休息，服镇痛剂，局部热敷，必要时穿着软式胸腰束带，或胸腰骶束带以固定背部，减轻疼痛。

（2）慢性疼痛：①理疗、红外线照射能减轻椎旁肌肉痉挛。②超声波能较准确地进行局部治疗，减轻脊髓神经根周围的炎症，从而减轻疼痛。③做腰部伸展性运动练习，如挺胸、直腰（骨折急性期不能做这些练习）、步行、温泉游泳也可缓解疼痛。

【健康指导与行为干预】

1. 预防 骨质疏松症的预防比治疗更为重要，骨矿代谢与光照、运动和食

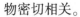

物密切相关。

（1）饮食指导：护理人员应向老年患者及家属详细讲解饮食注意事项，给予高钙、高热量、高蛋白、高维生素饮食，以改善并维持老年人的全身状况。

（2）运动指导：运动时应遵守如下原则：①力所能及，不能超负荷；②持之以恒，平均每日半小时以上；③关节和肌肉均活动，强调腰腹肌的锻炼，腕关节和肌肉活动，股骨外展等活动。

（3）骨折的预防：注意环境安全，避免跌倒。

（4）遵医嘱适当补充钙剂和维生素 D，以减少骨折的发生。

2. 出院指导　向老年患者讲明长期服药的必要性，并能做到长期安全服药，尽量避免药物的不良反应的发生。针对老年人的不同情况，分析可能跌倒的潜在因素，提供科学有效的护理指导，减少骨折的发生率。特别注意患有严重骨质疏松症的老年患者，要睡木板床，以防加重椎骨压缩性骨折。提倡护理工作者深入家庭和社区，做好老年人的医疗保健和康复指导。

（二）骨关节炎

【护理评估】

1. 健康史　①现病史：观察老年人是否肥胖，并询问有无关节不适及关节活动障碍。询问老年人关节疼痛的起因、性质、持续时间以及与气候的关系。②既往史：是否有关节脱位、扭伤史；是否从事过容易使关节劳损的工作（如建筑业、测绘、园艺等）。③用药史：本次发病前用药情况及疗效。

2. 身体评估　是否有关节疼痛、关节僵硬，是否有摩擦音及关节腔积液，关节活动是否受限。

3. 实验室及其他检查　①X 线检查：关节面不规则，关节间隙狭窄，软骨下骨质硬化，关节边缘骨赘形成，骨关节端出现小囊状改变，骨质疏松，关节内可有游离体出现。②关节镜检查：可见滑膜绒毛明显增生，红肿，多呈细长形羽毛状，绒毛端分支乱，有薄膜状物，并杂有黄色脂肪或白色纤维化绒毛。关节面软骨光泽度减退、变色、发黄、粗糙、软化、溃烂及纤维化，骨的边缘隆起，棘突尖锐。半月板光泽度减退、变色、发黄或断裂。

【相关护理诊断】

1. 疼痛　与骨关节炎引起骨质病理改变有关。

2. 活动无耐力　与关节肿痛、活动受限有关。

【护理措施】

1. 一般护理　①观察：保持正常体重。身体超重者由于下肢承重多，关节长时间负荷，易加速关节退化。为此，应指导超重的老年人合理膳食，坚持体育锻炼，达到控制体重的目的。②活动：适当体育锻炼。运动可以增强肌力，有利于改善关节软骨的营养。做100次直腿抬高运动（双腿），每天2~3遍。此外还可以选择一些温和方式的锻炼，如体操、慢跑、太极拳等。

2. 特殊护理　①局部理疗：特别是热疗可缓解关节疼痛，可以促进血液循环。用热水袋或毛巾热敷关节后，做轻度按摩可减轻肌肉痉挛，止痛效果好。②中医推拿疗法：中医推拿对减轻症状效果显著，加用活血通络中药效果尤佳。

【健康指导与行为干预】

1. 预防　纠正不良姿势，进行适当的体育锻炼，避免关节过度承受压力，可缓解关节的退行性变化。

2. 出院指导　指导老年人正确的关节活动姿势和方式，不加重关节的负担和劳损，达到保护关节的目的。

3. 保护关节　任何一次的关节操作都可加速关节的退化过程。注意动作幅度不宜过大，以免损伤关节。纠正不良姿势，使老年人能安全、有效地完成日常活动，而不增加关节的负担和劳损。具体措施如下。

（1）手指、手腕关节的保护（适用于手腕及手指关节有炎症或变性改变者）：手拿碗、碟或其他重物时，尽量用双手而不用单手；用手掌和手腕托持，不要用手指拿着。手握持瓶、壶的把手时，前臂和手应成一直线，不要让手关节向尺侧偏屈，以免加重手指关节的负担。开瓶盖时，要用腕力（以手掌贴住瓶盖，拇指协助把持），不应只用指力。用布抹台面或抹窗时，手宜保持在正中位移动，不要向尺侧偏歪。用购物袋持重物时，应放在前臂上，不要用手指挽住受力，以减轻手指负担。持书阅读费力，可利用阅读架搁置书本。拿普通细杆笔写

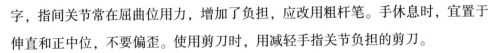

字，指间关节常在屈曲位用力，增加了负担，应改用粗杆笔。手休息时，宜置于伸直和正中位，不要偏歪。使用剪刀时，用减轻手指关节负担的剪刀。

（2）穿袜子时，使用穿袜器，可在髋膝不必强屈的姿势下穿上袜子。

（3）扫地时，使用长柄扫帚及垃圾铲，不必弯屈身体，保护腰椎关节；尽量能坐着工作，避免站立和弯曲，以减轻脊柱的负担；从地面拾物或提起重物时，不要直腿弯腰去拾物，正确的姿势是：先蹲下（腰背保持正直），用一手或双手拾物，然后用力蹬腿，支持身体站立起来。

（三）颈椎病

【护理评估】

1. 健康史　①现病史：了解老年人颈、肩疼痛的性质、持续时间、放射部位及有无压痛点等。②既往史：老年人曾经是否长年坐位尤其是低头工作，睡眠时的姿势，是否喜好高枕、弹簧床等。

2. 身体评估　①查体时老年患者有无颈部肌肉痉挛，当头部歪向患侧时，可出现患侧颈部上耸的表现。②上肢牵拉试验是否阳性（一手扶老年患者的患侧颈部，一手握住其手腕部，使患侧上肢外展，两手向相反方向牵拉，可出现患侧上肢放射性疼痛及麻木）。③压痛试验是否阳性（患者端坐，使头部后仰并偏向患侧，检查者站立在老年患者背后，用单手或双手掌在患者头顶部向下压，患者出现颈部疼痛并向患侧上肢和手部放射）。④颈椎 X 线摄片，显示颈椎病样改变。

【相关护理诊断】

1. 疼痛　与颈部血管、神经受压有关。

2. 焦虑　与颈、肩、臂疼痛及脊髓或椎动脉压迫症状有关。

3. 知识缺乏　与缺乏信息、缺乏正确指导有关。

【护理措施】

1. 一般护理　①注意睡眠体位：理想的睡眠体位，胸腰保持自然曲度，双髋及双膝呈屈曲状，此体位能使全身肌肉放松。但并非每个人都习惯这种体位。可根据个人习惯选择侧卧或仰卧，不宜俯卧位。俯卧时颈部扭曲，不利呼吸。特别是脊髓型颈椎病更不宜俯卧位睡眠。②选择合适的枕头：枕头是维持头颈段在睡眠状态下生理曲线的工具。此种生理曲线，不仅是颈部肌群平衡的保证，对保持椎管内的生理解剖状态也是必不可少的条件。老年人枕头不宜过高或过低。枕头的高度以不超过15cm、睡者感到舒适、下缘靠至肩部为宜（可使用中式长圆枕），以防止引起和加速颈椎的退行性变。③选择合适床铺：首先选用木板床，因木板床可维持脊柱的平衡状态。其次可选用木板上置席梦思床垫，可随脊柱的生理曲线有相应的调节作用，且感觉舒适。④纠正不良姿势：定期改变头颈部姿势，定期远视，调整桌面高度，工作时适当休息，并进行颈部活动等。

2. 康复护理 ①学会颈部保健操：颈部保健操对加强颈背肌肉锻炼、改善颈椎骨关节活动功能方面有一定作用，适宜慢性期患者练习。老年人取坐位：头部转运，从右至左，又从左至右，缓慢进行。头前屈，头后仰。头右侧，眼望左上方，头左侧屈，眼望右上方。颈部保健操，每日可做4～6次，每次10分钟左右，坚持1个月，症状可减轻或消失。②颈牵引护理：颈椎牵引，对颈部起到制动的作用，有利于椎间盘突出的还纳，恢复颈椎椎间关节的正常列线，使椎间孔牵开，颈部肌肉松弛，椎间动脉第二、三段的折曲缓解，还可以减轻和消除颈椎局部的创伤性反应。此装置简便，安全，可自行操作。一般采用枕颌带式和充气式支架，可根据各自不同情况选择坐位、平卧位或半坐卧位，牵引重量1.5～2kg，每日1～2次，每次20～30分钟，1～2周为一疗程。

【健康指导与行为干预】

1. 预防 避免高枕，注意睡眠姿势。颈部适当运动是防止本病发作的有效措施。

2. 出院指导 老年人适当进行体育活动，坚持每日做颈部保健操，并学会在家庭中进行枕颌式和充气式支架颈椎牵引。注意避免颈部外伤，防止颈椎超限度活动，防止颈部受凉等。

（四）类风湿关节炎

【护理评估】

1. 健康史 ①现病史：观察并询问老年人关节有无疼痛、肿胀、晨僵的情况，是哪些关节，活动后是加重或是缓解。检查关节活动有无障碍，关节活动是否有疼痛变形，肌肉有无萎缩，是否对称。②既往史：老年人有无类风湿性关节炎疾病史。③用药史：发病前老年人用药情况，是否有药物过敏史及药物中毒史。④家族史：老年人是否有类风湿性关节炎病阳性家族史。

2. 身体评估 脊柱强直，伴有多发性和对称性关节肿胀、疼痛，甚至畸形。

3. 实验室及其他检查 70%～80%的患者血清类风湿因子阳性，免疫球蛋白升高，病情活动期红细胞沉降率（血沉）显著增快。

【相关护理诊断】

1. 躯体移动障碍 与关节肿胀、疼痛、甚至畸形有关。

2. 有皮肤完整性受损的危险 与长期卧床有关。

3. 预感性悲哀 与关节僵直、功能受限、自理能力丧失有关。

【护理措施】

1. 一般护理 ①急性发作期，既要卧床休息，又要注意主动翻身，防止压疮和静脉血栓形成。②首选非甾体类抗炎药，可减轻疼痛。指导患者正确用药，此类药物对胃肠道有刺激，宜饭后服用。注意防止对镇痛药的依赖。③急性后期要加强关节的功能锻炼，以恢复关节功能，防止肌萎缩，减少畸形。运动量以能耐受的限度为宜。功能锻炼最好与理疗一起进行，增强效果。理疗可以减轻关节炎症状，增加局部血液循环，使肌肉松弛，达到消炎、去肿、镇痛作用，并可防止与纠正畸形。

2. 特殊护理 ①关节腔内药物注射。在急性发作期，可采用关节内直接注入类固醇药物，但注射时要十分注意无菌技术操作，以防止关节内感染。②滑膜切除术。对关节内尚无严重破坏的活动性类风湿滑膜炎，可行滑膜切除及术后早期的功能锻炼。

【健康指导与行为干预】

1. 预防 坚持身体锻炼，增强机体抵抗力，生活中注意关节保护方法，纠正不良的活动姿势。

2. 出院指导 ①应向老年患者介绍疾病性质、病程及治疗方案，使老年人出院后能够做到自我护理，坚持治疗。指导药物的服用方法及注意事项，不能随便停药、更换药物、增减药物用量。②要告知老年人及家属，休息、治疗和体育锻炼三者兼顾的重要性，并根据老年人的情况，具体指导其关节的功能锻炼，遵医嘱定期门诊复查。

（五）骨折

【护理评估】

1. 健康史　①现病史：观察老年人行走的步态、速度、转身的快慢。局部是否疼痛。除腰椎骨折外，应评估老年人活动能力的大小，可分为四种：活动无障碍，不需他人帮助；活动需要他人帮助和指导；活动需要一定的设备和辅助器；活动完全依赖他人。②既往史：老年人是否有外伤骨折病史。老年妇女绝经史。

2. 身体评估　①股骨颈骨折：骨折移位时患者不能坐起、站立，患肢活动时疼痛加剧。②桡骨骨折：局部腕关节有明显肿胀及压痛，活动受限。③骨折处有畸形、功能障碍。

3. 实验室及其他检查　X线提示有骨折移位等。

【相关护理诊断】

1. 有皮肤完整性受损的危险　与骨折后长期卧床有关。

2. 自理能力部分缺陷　与疼痛及活动受限有关。

3. 知识缺乏　与缺乏信息、缺乏正确指导有关。

【护理措施】

1. 一般护理　①饮食护理：长期卧床的老年人肠蠕动减少，易并发便秘，应给富有营养、易消化的食物，多吃水果、蔬菜。②多饮水：长期卧床骨骼失用性脱钙使血钙和尿钙增高易并发结石，故应多饮水。③预防肺部感染：应鼓励老年人深呼吸、有效咳嗽以促进肺部扩张。④皮肤护理：护士应在不影响骨折整复的情况下按时翻身，并按摩受压局部皮肤，预防压疮。

2. 康复护理　①皮肤牵引的护理：检查绷带是否适度，胶布两侧力量是否均匀，胶布粘贴处有无水疱。②骨牵引的护理：注意伤肢与长轴应处在一条直线上，绳结要牢固，滑轮要灵活，重锤应悬空，牵引处皮肤周围创口用乙醇消毒，每日一次，加盖无菌敷料。③预防功能障碍：由于长期卧床，易并发肌肉萎缩、关节僵硬或挛缩及失用性骨质疏松，护士应协助老年人尽早进行患肢的功能锻炼。骨折功能锻炼的程序：骨折早期（骨折1~2周），主要是使患肢肌肉做舒缩活动。骨折部上、下关节暂不活动，身体其他各部关节均可进行功能锻炼；骨折中期（骨折2~3周后），继续进行患肢肌肉的舒缩活动，在健肢或医护人员的帮助下逐步活动骨折上、下关节。动作应缓慢，活动范围由小到大。逐渐增加活动次数，加大运动幅度和力量；骨折后期（6~8周骨折接近愈合），主要加强患肢关节的主动活动锻炼，增强肌力，防止关节病变，使各关节能尽快恢复正常功能。肢体瘫痪的患者要做关节的被动活动。

【健康指导与行为干预教育】

1. 预防　老年人起床或起立行动应缓慢，以防直立性低血压而跌倒。

2. 出院指导　告知老年人及家属，要保证生活安全，注意防止意外伤害。①老年人应掌握自己的健康状况和活动能力，做力所能及的事。②防跌倒。

第十一章　老年神经系统常见疾病的护理

神经系统在体内起着管理、支配和调节其他各系统、各器官的功能。随着老化的进程，神经系统功能也发生了一系列的变化，如神经细胞的数量减少，脑重量的逐步减轻，神经细胞中脂褐质的色素沉积，出现少量神经缠结，神经递质如多巴胺、胆碱能水平的降低与功能改变，使老年人出现躯体活动障碍、思维过程改变、语言沟通障碍、睡眠形态紊乱等一系列问题。

一、生理性变化

老年人神经系统的退化，给老年人带来许多健康问题，例如记忆力减退、健忘、不自主运动、脑动脉硬化、语言及社会沟通能力下降、生活不能自理等。老年人神经系统的生理性老化和变化，主要包括以下几个方面。

（一）脑细胞减少与脑萎缩

正常人大脑约有 140 亿个神经细胞，经常活动和运用的神经细胞占 10% ~ 20%。60 岁以后神经细胞萎缩死亡，每天约减少 10 万个。70 ~ 90 岁的老年人，大脑神经细胞比年轻时减少 20% ~ 45%。脑神经细胞减少使大脑皮层萎缩，体积缩小，脑重量减轻，脑回变平，脑沟增宽，脑室容量也随之增大；脑 CT 显示脑萎缩和脑室扩大征象。随着年龄的增长，萎缩的速度不断加快，从 25 岁到 70 岁，全脑重量平均减少 10%。

（二）老年斑、脂褐质、神经纤维缠结

老年斑是退化变性的神经轴突围绕其淀粉样蛋白的核心所组成，用银染色淀粉样物质成分呈嗜银性斑块，是神经细胞的崩溃部分形成的为 15 ~ 200μm 大小的球形斑块。60 岁以后，老年斑就逐渐在大脑中堆集起来，大部分在大脑皮质，也可见于杏仁核等灰质中。这些斑块使神经细胞传递及接收信息的能力下降，老

年斑的多少常与智能衰退程度相关；脂褐质是神经细胞中呈褐色的色素。人的脂褐质约从 8 岁开始出现，以后随着年龄增加而增多，它是含有蛋白质和高浓度中性和酸性的类脂多聚物，是酸溶性物质。由于细胞不能将其排除出去，可影响细胞内的合成代谢，从而影响神经细胞的功能与生存。脂褐质增加到一定程度会导致细胞萎缩和死亡。神经纤维缠结是由大量致密的神经元丝组成。这些缠结的神经纤维沉积于神经细胞的胞体内，随着年龄的增长逐渐增加，55 ~ 60 岁时发生率可达43%，90 岁时可达90%，海马区神经细胞内缠结最多。神经纤维缠结量过多时可引起阿尔茨海默病。

（三）丘脑 - 垂体系统变化

随着年龄的增长，丘脑 - 垂体系统也发生退行性改变，使丘脑对内环境稳定性的控制能力降低，导致应激能力减弱，代谢紊乱，引起动脉硬化及高血压的发展，并使蛋白质和酶的合成能力降低。

（四）神经递质变化

老年人大脑内某些中枢神经递质减少。儿茶酚胺类递质如肾上腺素、去甲肾上腺素和多巴胺含量减少，可导致老年人睡眠障碍、精神抑郁、表情淡漠、动作缓慢、运动震颤。乙酰胆碱含量与活性也同时下降，出现功能紊乱，可导致衰老时记忆和认知功能的衰退。

（五）其他生理变化

老年人脑血流量比年轻时下降17%，神经细胞中的核糖核酸在 50 岁后明显减少。脑电图基本节律变慢 （7 ~ 9Hz），有弥漫性或局灶性 δ 节律。轴突运动和感觉神经传导速度也减慢，神经兴奋性差，对外界反应迟钝，动作协调性不够，注意力不集中。近期记忆力减退，为逻辑记忆所代偿，远期记忆和高水平的智力活动保留较久。触觉、听觉、嗅觉、味觉等功能伴随老化也日渐降低，因人而异，有所不同。

二、常见疾病及特点

（一）老年性痴呆

老年性痴呆是由于脑部退行性病变所引起的痴呆，又称阿尔茨海默病，是严重危害老年人健康的疾病之一。

1. 病因 ①高龄：是脑组织退行性病变唯一的明确的危险因素。②遗传因素：25% ~40%的病例有家族史，呈常染色体显性遗传（唐氏综合征）。③社会心理因素：老年人如果无所事事，不善用脑，心情抑郁，意志薄弱，缺乏进取心，会出现智力减退现象。④疾病因素：老年人常见的心身疾病较多，如高血压、冠心病、糖尿病、神经精神疾病、感染、免疫系统衰退、甲状腺疾病史及脑外伤史等。⑤中毒：老年性痴呆患者脑中铝和硅的含量增高，可能导致神经元纤维缠结及老年斑的异常蛋白质沉积。⑥出生时父母年龄：出生时父母年龄在40岁以上者，患 AD 的危险性增加。⑦不良生活习惯：饮酒、吸烟及药物滥用。⑧其他：重大生活事件的积累、受教育程度等。

2. 特点 ①记忆力障碍：为早期最突出的症状。患者进行性智能减退，尤其是记忆障碍最为显著，先出现近期遗忘，不能记住和学习新事物、新知识。以后远期记忆也受损，不能回忆既往发生的重大事件。可出现虚构。②认知障碍：抽象思维受损，对日常生活的理解和判断发生困难；计算亦有障碍，注意力涣散，丧失工作和生活能力，也可出现失认症。③言语障碍：出现各种类型失语症，较早出现的是措词困难，词汇量减少，说话词不达意、刻板、冗赘。可出现命名障碍，先是说不出少见物品的名字，后涉及日常用品。④定向障碍：时间、人物、地点定向均可受损。不知现在何年何月，不认识家人，找不到自己住的房间，外出后易走失。⑤人格和行为改变：痴呆老年人的性格与病前判若两人，往往变得主观、固执、狭隘、自私、任性；不修边幅、不知整洁、当众便溺等。行为退缩，情感淡漠。还可能有多疑或片断被害、被窃和疑病妄想或幻听等精神症状。

3. 治疗原则 目前无特效的治疗方法，重点在于预防和护理，以延缓老年性痴呆的进程和维持原有的脑部功能，并重视个别症状的药物治疗。

（二）睡眠障碍

睡眠障碍是指睡眠的质量出现异常。如睡眠缺少或睡眠过多，有时出现如梦游、梦话、夜惊等症状，是老年人常见的症状之一。睡眠具有两种不同的时相状态。老年人因此无法扮演正常生活中的角色。

1. 病因　①环境的改变：老年人对外界环境的变化比较敏感，喜欢自己习惯的环境。如果改变他们的居所或床饰，可使他们整夜不眠，并易受声音、光线等刺激。②生理病理因素：多因年老体弱，大脑皮质功能减退，新陈代谢减慢及体力活动减少，影响正常的睡眠过程。许多老年病可以引起失眠，如脑动脉硬化症、原发性高血压、老年性慢性支气管炎、心脏疾病、夜尿增加等。③心理、社会因素：情绪的急剧变化（如过分悲伤、激动、高兴）或情绪上的疾病可导致睡眠障碍。如老年期抑郁症最易引起以早醒为特征的睡眠障碍。④生活方式改变：有些老年人的睡眠障碍实际上是由他们不良的生活方式所引起的。如白天睡得过多引起夜间失眠；睡前饮用咖啡、浓茶等刺激性饮料，兴奋中枢神经系统；晚餐吃得过饱或白天活动太少等。⑤药物所致的失眠：如服降压药、利尿药、激素、支气管扩张剂等。

2. 特点　①睡眠时间缩短：睡眠时间随年龄的增加而缩短，一般夜间睡 5 ~ 7 小时，而白天打瞌睡或午睡时间长。②睡眠浅，夜间易醒：老年人一夜要醒两次以上，故连续睡眠时间较短。夜间多次觉醒的老年人，醒后常感疲乏，整日精神不振，昏昏欲睡。③入睡困难或容易早醒：老年人有入睡困难或容易早醒，上床 2 小时以后未能入睡或凌晨 4 时左右便醒来就不能再睡，常感睡眠不好。④主观性失眠：老年人实际睡眠很好，但他们醒后坚持说自己没有睡好。其主要原因是睡眠浅，做梦多，醒来后没有睡着的感觉。

3. 治疗原则　养成良好的睡眠习惯，去除干扰因素，进行睡眠训练，停用易引起睡眠障碍的药物，治疗原发疾病（如心力衰竭、肺气肿、内分泌疾病、抑郁症等）。

（三）老年抑郁症

老年抑郁症是发生于老年期的以显著的情感障碍为临床特征并伴有相应的思维和行为改变的疾病。

1. 病因　①疾病：据 WHO 统计，患有各种老年病的老年人其发病率达 50%。②不愉快的经历：曾经受过多种身心创伤和刺激。③失落感：感到自己的地位、能力、健康状况、经济等各方面都不如过去，感到失落。④孤独、寂寞：丧偶、子女分居、住房搬迁，离开熟悉的环境，搬进新的房舍感到陌生或狭小。与外界隔绝，缺乏与他人交往，内心空虚。⑤社会因素：不尊重或虐待老年人的现象，使老年人产生消极心理。

2. 特点　①情绪低落，终日愁眉苦脸，唉声叹气，兴趣索然，对家庭、亲人丧失信心。②思维活动减慢，自觉大脑迟钝，思路闭塞，记忆力大减，处理事情无所适从。③语言动作减少，话少声低，甚至缄默不语。常有消极观念，终日卧床不起，不愿与人交往。

3. 治疗原则　①心理治疗：结合患者的个性特点，进行心理疏导。②正确使用药物：心理治疗无效或病情严重者，在医生的指导下，适当服用抗抑郁药物。

（四）脑血管意外

脑血管意外是一组由于脑部血管病变所致的脑局部血液循环障碍性疾病，是老年期发病率高、死亡率高、致残率高的一种脑部疾病，是目前人类最常见的死亡原因之一。

1. 病因　脑卒中在发生之前，体内已存在着各种引起本病的病理变化，约半数有明确的病因。①原发性高血压：是发生脑卒中的最危险因素。包括继发性高血压、高血压脑病、高血压危象。值得注意的是，血压降到原来的35%以下时也有可能发生脑卒中。②脑血管壁有关的疾病：特别是脑动脉粥样硬化容易引起脑卒中，其次为各种性质的动脉炎、脑动脉瘤及血管畸形。③糖尿病、脂代谢异常，使血液黏滞性发生改变。血液黏滞性越高，血液在血管中的流动越慢，越易形成血栓。④心脏疾病：如风湿性心脏病、心房颤动、传导阻滞、冠心病、心力衰竭等，都可能引起脑卒中。

2. 分类　脑血管意外分出血性、缺血性两大类。

3. 特点　老年人突然偏瘫、失语、头痛、呕吐，并出现不同程度的意识障碍。①脑梗死：可能有前驱的短暂性脑缺血发作。常在安静休息或晨间醒后出现。症状在几小时或较长时间内逐渐加重。意识清楚而偏瘫、失语等局灶性神经功能缺失比较明显。常伴有高血压、糖尿病等。脑脊液清澈，压力不高。②脑出血：常在体力活动或情绪激动时发病。发病时常有反复呕吐和头痛。突然起病，病情进展迅速，常有意识障碍和局灶性神经体征。有高血压动脉硬化病史。血性脑脊液。CT、MRI 可明确诊断。

4. 诱因 凡影响血压或脑血管血流灌注的各种原因都可成为诱因。①过度劳累；②情绪激动；③负重、排便用力等；④突然的体位改变；⑤饱餐和饮酒；⑥寒冷或气温突然下降；⑦看情节紧张、激烈的影视节目；⑧性生活不当；⑨其他疾病（如高血压、动脉硬化）等。其中以过度疲劳和情绪激动最为常见。

5. 治疗原则 治疗原发病，改善微循环，控制脑水肿，预防并发症，促进脑神经功能的恢复。

三、常见健康问题及护理

老年人神经系统常见健康问题主要有认知障碍、思维过程改变、精神困扰、自理缺陷、语言沟通障碍、睡眠形态紊乱、家庭应对无效等。

（一）老年性痴呆

【护理评估】

1. 健康史 ①现病史：起病缓慢，逐渐进展，病程5～10年。怀疑痴呆的老年人，应注意有无情绪抑郁、精神恍惚，行为是否合理，观察其个人及家庭卫生是否整洁，衣着是否合时宜，特别注意观察经常出现的病态行为。凡60岁以上的老年人出现进行性、不可逆性记忆障碍、认知障碍及人格行为改变，均应考虑老年性痴呆症的可能。②既往史：有无颅脑外伤史及其他颅脑器质性疾病。③用药史：本次发病前用药情况，尤其要注意是否有药物中毒史。老年患者及家属能否掌握所用药物的有关知识。④家族史：是否有老年性痴呆症阳性家族史。

2. 身体评估及智能评估 评估患者有无记忆力、认知、言语、思维、定向障碍，性格改变。常用一些量表进行评估。

3. 实验室检查及其他检查 ①脑电图显示 α 节律丧失、电位降低。后期出现弥散性低至中电位 θ 和 δ 波，颞叶最显著。②CT 或 MRI：广泛性轻度至中度脑萎缩，脑室系统扩大，不对称性以额颞叶和顶叶萎缩明显者具有诊断参考价值。

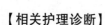

【相关护理诊断】

1. 思维过程改变　与认知、记忆缺陷和对环境理解不正确有关。

2. 生活自理缺陷　与认知功能障碍及活动能力下降有关。

3. 语言沟通障碍　与认知障碍、构音不清有关。

4. 有受伤的危险　与反应迟钝、步态不稳及判力障碍等有关。

5. 保持健康能力改变　与认知障碍有关。

6. 个人/家庭应对无效　与照顾者知识缺乏与缺乏信息、缺乏正确指导有关、负担过重、缺乏必要的支持有关。

【护理措施】

1. 一般护理

（1）饮食：老年性痴呆患者由于记忆障碍而不知主动按时进食者，护理人员应进行喂食，注意速度不要太快，给予足够的咀嚼时间；如果老年患者拒绝进食，可转移注意力后再慢慢进食。在患者躁动不合作时，不要喂食，以免呛咳。若对忘记已经进食而不停的要求吃东西者，可先给一些食物，如饼干、水果等，但不宜过多，以免影响正常进食。注意饮食要有营养、定时、有规律。

（2）沐浴：老年性痴呆患者常不愿意沐浴，其主要原因：忘记如何沐浴；懒得沐浴；担心衣服脱下会被人偷走；认为已经洗过了。当患者拒绝沐浴时，可请家属或其信赖的人劝说。对不愿脱内衣裤的患者，可使其先入浴盆，然后再脱去内衣裤，浴盆内水不要太满，并注意水温和水量。

（3）洗脸：照顾老年性痴呆患者洗脸时要从后面或旁边进行，面对面为痴呆患者洗脸，常使患者感到强迫感，会被拒绝或不合作。

（4）如厕：老年性痴呆患者可能因记不清厕所的位置，从而在墙角、床边随地便溺，或用手抠肛门，或不停地拉裤子，甚至着急发怒。护理人员应密切观察和判断其行为表现，及时带其去厕所。指导老年性痴呆患者定时去厕所，并可在去厕所的途中做些标记指示，并经常强化记忆，使患者认识标记。

（5）社交活动：健康的社交活动有助于预防不良刺激、抑郁及其他精神崩溃行为的发生。护理人员及家属不应对患病老年人持漠不关心的态度，老年人准备说话时不要催促他们，给充足的时间让他们考虑想说的内容；如果患者一开始就忘记了准备要说的问题，应重复他们说过的最后几个词或句子给予提示；与老年人谈话时尽量使用简短的句子，这些句子最好能用"是"或"不是"回答，如"你舒服吗？""你吃饭了吗？"。

2. 安全护理 家中应有专人陪护，对可能发生的危险因素进行预测，并预先采取必要的安全措施。家中的煤气炉、电炉或其他电器尽量不要与老年人接触，使用完毕，应随时切断电源；一切可伤人伤己的物品如玻璃、刀剪、棍棒、绳索、热水瓶、有毒药物等，要注意收藏以防发生意外；老年性痴呆患者不宜单独外出，以防迷路走失。

3. 维持患者生活自理能力 生活自理能力包括社会技能和运动技能。要维持生活自理能力，患者必须接受不间断的外在刺激，保持对活动的兴趣并积极参与。日常生活技能训练目的是使患者保存基本生活习惯和技能。督促患者按时起床穿衣，自己洗脸、刷牙、梳头、进食、大小便等；嗅觉刺激：可选用带有气味的物品，如茶叶、鲜花、香水、柑橘等，让老年人辨别，同时提醒老年人这些东西的用途及使用；触觉刺激，如皮毛、棉花、毛线、丝线等，让老年人说出物品的名称，提醒注意物品的用途和使用；视觉刺激，可采用色彩鲜明的物品进行辨认；听觉刺激，可以使用能发出不同声响的各种物品让老年人辨别。采用作业疗法，安排适当的工作，如剪纸、扎花，并对他们的作品定期进行展览，展览的准备及广告都由老年人自行完成，使他们产生较大的兴趣和工作积极性，有成就感并有机会改善人际关系，增加社交能力。

4. 减少病态行为的发生 护士应注意观察引起病态行为发生的主要原因，并学会排除这些因素。减少周围环境的刺激。不让老年人做不愿做的事。减少接触陌生人及陌生环境的机会。护士不要同时发出太多的指令，让老年人无所适从。避免患者疲劳、疼痛、发热及便秘发生等。

【健康指导与行为干预】

1. 预防

（1）加强体育锻炼：锻炼可以提高大脑皮质神经活动的均衡性、反应性、灵活性以及综合分析的能力。锻炼也是一种休息，使已经疲劳的脑神经细胞得到休息，消除疲劳，而使另一部分脑神经细胞兴奋。

（2）重视脑营养：对大脑起决定性作用的是营养，营养失衡可使大脑产生缺陷。：①脑细胞的 60% 由脂质组成，含脂质的健脑食物有核桃、花生、葵花子、南瓜子、芝麻、大豆、蛋黄、鱼类、牛肉、羊肉、猪肉等。②蛋白质也是脑细胞的重要组成成分。低蛋白膳食可造成大脑结构异常、行动迟缓、记忆力下降。含有蛋白质的健脑食物有鱼类、蛋类、大豆及其制品、动物瘦肉等。③糖是脑神经细胞唯一的能源，长期低血糖可使脑细胞发生不可逆的变化。④指导老年人服用抗氧化剂或含维生素 E、维生素 C、维生素 A 和微量元素锌、镁、磷丰富的食品，可减少脑细胞的代谢产物如脂褐素的产生。

（3）坚持学习，加强脑力活动：老年人坚持学习，锻炼思维，才能不断强化记忆力，延缓脑的衰退。老年人心情愉快，爱动脑筋，生活情趣高，兴趣和爱好广泛，是健康长寿的基本条件。但是要注意科学用脑，按照大脑兴奋和抑制的规律，做到有劳有逸，并掌握科学的用脑时间，防止大脑兴奋过度影响睡眠或是久不用脑而出现大脑"失用性萎缩"。

（4）尽量不用铝制品，防止铝在体内的积累而发生老年性痴呆。

（5）实行防衰老的自我保健措施，积极治疗脑血管疾病、高血压、糖尿病、高血脂等。

2. 出院指导　①培养老年人的生活情趣和爱好，丰富老年人的生活内容。②家庭成员间应保持和谐气氛，关系融洽。③进行功能锻炼，如记忆训练、技能训练等。

（二）睡眠障碍

【护理评估】

1. 健康史　①现病史：了解老年人睡眠情况如"每晚睡多少小时？""有无入睡困难及早醒？""采用什么方式帮助睡眠？"等。②既往史：是否患有高血压、冠心病、糖尿病、肺气肿等疾病。③用药史：了解老年人以往用药情况，是否有这些药物中毒史。老年患者及家属能否掌握所用药物的有关知识。④家族史：有无睡眠障碍阳性家族史。

2. 身体评估　①老年人长时间的（1个月以上）有效睡眠时间减少、睡眠觉醒次数增加、睡眠质量下降、多导睡眠图（PSG）提示睡眠潜伏期大于30分钟、觉醒时间每晚大于30分钟、实际睡眠时间每晚少于6小时，均可诊断为睡眠障碍。②睡眠障碍程度足以造成主观的疲劳、焦虑或客观的工作效率下降，无法扮演正常生活中的角色。③老年人受多种病因或干扰因素影响，入睡困难和不能维持睡眠。主要表现为睡眠潜伏期延长，有效睡眠时间缩短，并伴有情绪不稳定、容易激动、烦躁不安、好发脾气、精神疲乏、消化不良、食欲减退、抵抗力下降等。

【相关护理诊断】

1. 睡眠形态紊乱　与焦虑、恐惧、压抑、疼痛及不适当的刺激等因素有关。

2. 活动无耐力　与睡眠不足、老年疾病干扰等因素有关。

【护理措施】

1. 一般护理　①安排有助于睡眠休息的环境：保持周围环境安静，勿大声喧哗。关闭门窗及拉闭窗帘。房间温度适宜，床铺舒适。睡眠时关上大灯，尽量不开床头灯，可开地灯。②建立活动和休息时间表：身体许可时，可增加白天活动量。适当减少白天睡眠次数和时间。积极参与社会活动或多与朋友交谈。③集中进行护理活动，减少对患者的干扰。④睡前排尿，可把便器放靠床边，晚上8时以后限制饮水量。⑤提供促进睡眠的措施：减少睡前活动量。睡前避免饮用咖啡或浓茶，可喝热牛奶。睡前热水泡足或沐浴，局部适当按摩。如有身体不适或疼痛，应遵医嘱给药，摆放舒适的体位。根据患者习惯，睡前可听轻音乐，可阅读娱乐性读物。

2. 行为疗法　①睡眠控制刺激：帮助失眠者减少与睡眠无关的行为和建立规律性睡眠–觉醒模式，包括在有睡意时上床，床及卧室只用于睡眠，不在床上阅读、看电视或工作，若上床15分钟或20分钟不能入睡，则起床，白天不午休或打盹，清晨准时起床。②放松训练：通过放松来减少精神和躯体的紧张而治疗失眠。方法有肌肉放松训练、生物反馈、沉思、练气功、打太极拳等。

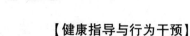

【健康指导与行为干预】

1. 预防 ①晚餐不宜过饱，保持情绪稳定。②睡前准备，如漱口、梳头、温水浴或温水泡足、开窗通风。③睡前不饮浓茶、咖啡、利尿剂。④睡前可进食帮助睡眠的食物，如大枣等。

2. 出院指导 建立有规律的生活习惯，老年人应正确对待睡眠障碍，不要为此焦虑不安，要有信心找出原因，积极治疗。

（三）老年抑郁症

【护理评估】

1. 健康史 ①现病史：是否有思维迟钝、情绪改变产生焦虑、忧郁或幼稚情感等心理特点。是否有小心、谨慎、固执、刻板、孤僻、离群、多疑、嫉妒、淡漠、自私、不注意个人卫生及仪表等性格特点。是否对自己的健康过分注意和担心，总觉得人老病多，有较多不适的主诉。②既往史：老年人情绪低落忧郁，时常产生自杀念头和自杀行为。③用药史：了解以往用药情况，注意是否有药物中毒史。④家族史：老年人是否有老年期抑郁症阳性家族史。

2. 身体评估 ①睡眠障碍：失眠、入睡困难、早醒、睡眠浅等，睡眠不安。②躯体症状：头昏乏力、胸闷、心悸、食欲减退、便秘为主要症状。③情绪障碍：情绪低落，愁眉苦脸，终日唉声叹气，自责自罪，疑病妄想。早上抑郁症状比较重，晚上则症状减轻。可伴有记忆力下降。④假性痴呆：大约15%的老年抑郁症患者会出现假性痴呆，25%~50%的痴呆患者亦可出现抑郁症症状。因此，临床上应注意两者的鉴别。

【相关护理诊断】

1. 抑郁 与情绪低落、自杀倾向有关。

2. 睡眠形态紊乱 与焦虑有关。

【护理措施】

1. 心理护理 老年人个体差异大，心理承受力不同。护理时，首先要对老年人的身心状况及所处的家庭环境、心理、生理特点全面评估，然后进行有针对性的心理护理。

2. 参加适当的社会活动　提倡老年人根据自己的具体情况参加各种活动，利用各种学习方式使自己保持以往的精力。

3. 关注并理解老年人的情绪波动，帮助其进行心理调适。

4. 对老年患者主诉不适时应立即给予反应，并采取相应的措施。

5. 提供有关健康状况的真实信息，常给患者提供有关疾病进展、预后和护理计划方面的信息。

6. 对有自杀倾向的老年人，适当安排一些家务事和公益活动，培养其兴趣，分散注意力。要密切观察，专人护理。房间内禁放危险品，对突然主诉心情愉快，假装病情"好转"的老年人，要加强防护。

【健康指导与行为干预】

老年人情绪愉快、性格开朗、乐观豁达是长寿的重要条件。因此要帮助老年人掌握调节情绪的方法：①宣泄：强行压制不良情绪外露，会造成身体的伤害，应该以适当的方式将情绪宣泄出来，减轻心中的淤积。让老年人向最信赖的亲友倾诉，把心中的郁闷发泄出来，可使心情舒畅。②自我安慰：帮助老年人认识衰老的自然规律，正确对待世事人情，面对现实适应退休生活，学会自我安慰，自我解脱，不自寻烦恼。③转移注意力：帮助老年人更换环境，分散注意力。④自我暗示：让老年人明确自己所处的不良心境，要反复告诫自己对任何事都要沉着理智、不急不躁，并尽量想高兴的事情，以摆脱烦恼与苦闷，改善不良情绪。⑤有选择的遗忘：让老年人明确，悲伤、痛苦的事既已发生，是无法挽回的，应该明智地对待，果断地丢开、忘却。⑥指导家人注意家庭和睦温暖，家庭成员平时多关心、体贴老年患者。注重心理护理。

（四）脑血管意外

【护理评估】

1. **健康史**　①现病史：了解患者有无突然一侧肢体麻木或软弱无力、嘴角歪斜、流唾液，出现的时间及诱因。有无突然出现失语，言语欠流利。突然感到眩晕或站立不稳，走路有踩棉絮感，甚至晕倒等。②既往史：询问老年人平时有无高血压、动脉硬化病史。③用药史：以往用药情况，是否有药物中毒史。④家族

史：了解老年人有无高血压、糖尿病等家族史。

2. 身体评估 ①评估患者有无意识、瞳孔、生命体征的变化。②有无不对称性肢体瘫痪。③有无构音困难等。

【相关护理诊断】

1. 语言沟通障碍 与失语症或语言中枢神经受损有关。

2. 自理缺陷 与偏瘫认知障碍有关。

3. 知识缺乏 与缺乏信息、缺乏正确指导有关。

【护理措施】

1. 一般护理。

2. 康复护理

（1）心理社会康复：①心理护理：由于运动和言语功能的突然障碍，老年患者易出现情绪激动、烦躁易怒。护理人员要以高度的耐心和责任心，不急躁、不厌烦，精心护理患者。治疗操作动作要轻柔、准确，增加患者对医院的亲切感和安全感，使得老年人能够积极配合治疗。②增强信心：突然的功能障碍及心理创伤需要老年患者有坚强的毅力，在后期的康复阶段更是一项长期、大量、细致而繁重的工作，需要持之以恒。鼓励患者积极愉快地接受康复治疗与锻炼，面对现实，树立新的生活目标，以心理康复促进功能康复，势必收到良好效果。③转变观念：患者出现运动功能障碍后已习惯于接受护理人员及家属进行各种护理，甚至有了依赖性，而康复的方法要变"替代护理"为"自我护理"，尽可能地提高患病老年人的生活能力。

（2）肢体活动康复：①脑出血患者绝对卧床 4 周以上，避免不必要的搬动，并保持手足等部位的关节置于功能位。每 2 小时翻身一次，适当按摩肌肉，热敷或理疗，减轻肌肉强直，协助患肢被动活动每日三次。②鼓励和促进患者早期下床活动，练习行走。护理人员及家属要有极大的耐心，教会患者注意力集中，在步行的各个阶段要尽量保持体位平稳，逐渐增加活动量，要注意安全，防跌倒及扭伤。

（3）语言训练康复：①早期可鼓励患病老年人采取任何方式向工作人员表

达自己的需要。可利用卡片、笔、本、手势、图片等进行简单而满意的双向交流。②尽量提一些简单的问题，可以用"是""不是"或"点头""摇头"来回答，以获得患者要表达的信息。③创造一个语言环境。家庭成员与患者接触时间较长，动员家属、朋友多与患者交流，促进言语功能恢复。

【健康指导与行为干预】

1. 预防 ①积极防治高血压、脂代谢异常、糖尿病和动脉硬化。②建立合理的饮食习惯，通过饮食的调节来降低血脂。饮食以低脂、低胆固醇、低盐、高蛋白、高维生素为宜。③经常保持适当的活动，以促进血液循环和新陈代谢。④戒烟限酒。大量吸烟、饮酒均容易引起脑血管疾病及脑血管意外。

2. 健康指导 ①合理膳食：有科学的饮食习惯，正确控制食量，少吃甜食，勿营养过剩，避免肥胖，因为肥胖是公认的脑卒中的危险因素之一。②生活规律：按时入睡，按时起床，按时并定量进餐，定时排便，适量活动，保持清洁。③劳逸结合：根据自己的特点来安排工作和生活，做到松紧有度，适当休息，不做力不从心的事。老年知识分子要注意科学用脑，切忌长时间紧张从事脑力劳动而用脑过度。④体育锻炼：坚持"长期、循序渐进、适度和个别化"的原则。选择适合自己的运动方式，如步行、打太极拳、跳舞、做保健操等。掌握合适的运动量，切忌操之过急，用亚极量心率来进行监测，心率超量时减少或终止活动。亚极量心率＝195－年龄。循序渐进，持之以恒：运动最好每天1次，每周不少于3次，每次30～40分钟。注意自我检查：锻炼过程中注意情绪、睡眠、体重、心率、肌力等自我感觉指标，以检查运动量和身体状况是否相适应。体育运动注意"六戒"：戒负重训练，戒屏气使劲，戒急于求成，戒活动量过大，戒争强好胜，戒过分激动。

第十二章　老年感官系统常见疾病的护理

感觉器官是机体产生感觉和知觉的重要器官。由于感觉器官的老化和疾病，使得机体对内外环境刺激的反应能力下降，不仅会对老年人的个人安全、生活质量、社会交往和健康造成不同程度的影响，而且对家庭和社会也可产生不好的影响。因此，重视和开展老年人感官系统的保健护理工作是非常重要的。

一、生理性变化

（一）视觉的变化

1. 角膜　角膜为一透明体，随着老化，角膜表面的微绒毛显著减少，导致角膜上皮干燥和角膜透明度减低。角膜变平，导致屈光的改变。如年轻时有近视，老年时反而成为正视。此外，角膜老化，边缘可形成灰白色环状类脂质沉积，称老年环。

2. 结膜　由于血管硬化变脆，老年人容易发生结膜下出血。

3. 虹膜　弹性减退，变硬，导致瞳孔变小，对光反应不灵敏。

4. 晶体　原为富有弹性的透明体。老年人晶体弹性明显降低，晶体调节和聚集功能逐渐减退，视近物或细小的物体发生困难产生老视。晶体中非水溶性蛋白质逐渐增多，致使晶体的透光度减弱。部分老年人晶体变浑浊，发生白内障。晶体悬韧带张力降低，晶体前移，有可能使前房角狭窄者房角关闭，影响房水的回流，致眼内压升高，引起青光眼。

5. 玻璃体　玻璃体的老化主要表现为液化和后脱离，由于老年期瞳孔括约肌张力相对增强，使瞳孔始终处于缩小状态，对光线的利用率下降。而 60 岁后的视野明显缩小，因小瞳孔使进入眼内的光线减少，老年人可能主诉视物不甚明亮，当来到室外时往往感觉耀眼；或从明亮环境转入暗处时，感觉视物有困难，还可出现中心视力损害甚至失明。

6. 视网膜 可出现眼底动脉硬化，脉络膜变厚，视网膜变薄，其外周部分出现萎缩。对高血压或糖尿病的老年人，易引起出血或血管阻塞。

7. 泪器 老年人的泪腺萎缩，使眼泪减少，眼睛发干。泪管周围的肌肉、皮肤弹性均减弱，收缩力差，不能将泪液很好的收入泪管，有不少老年人常有流泪现象。

8. 色觉 不能对所有的颜色有同样的色觉，对红、橙、黄色的色觉较好，对蓝、绿、紫色的分辨力较差。

此外，老年人对分辨远近物体的相对距离（深度视觉）的能力下降，不能正确判断台阶的准确高度，上下楼时易摔倒，出现意外。

（二）听觉的改变

1. 老年人的听力随着年龄增长而减退，中耳的任何部位可能变硬或萎缩，造成传音性耳聋。

2. 鼓膜和卵圆窗上的膜变厚、变硬，失去弹性。耳蜗管萎缩，内淋巴畸变，螺旋神经节萎缩，以致老年人对高频音的听力衰减，造成老年人在沟通时的困难。而渐渐的，一些中、低频率的声音会受到影响，此称为老年性重听，在50岁以后变得较明显。

3. 中耳的耳垢嵌塞。老年人的耳垢稠厚，含有高角质素，不宜软化，堆积阻塞造成传导性听力逐渐丧失。

（三）味觉和嗅觉的改变

1. 味觉 ①味觉减退：随着年龄的增长，味蕾逐步萎缩，数量减少，功能亦减退。长期吸烟饮酒会抑制味觉，使味蕾对食物的敏感性降低，往往要在烹饪时增加食盐或糖的数量。②唾液腺：老年人口腔黏膜细胞和唾液腺逐渐萎缩，唾液分泌减少，且活动量减少，机体代谢速度减缓，可造成食欲减退。

2. 嗅觉 嗅神经数量随年龄增长而减少、萎缩和变性。50岁以后，嗅觉开始变得迟钝，对气味的分辨力下降，尤其男性减退明显。由于嗅觉在味觉上扮演重要的角色，故可能会影响食欲。此外，嗅觉丧失也会对一些有害气体、变质的食物等敏感度降低，使老年人不太能辨别危险的处境。

（四）本体觉的改变

40 岁以后触觉小体数量减少，60 岁以后触觉小体和表皮的连接松懈，使触觉敏感性下降，阈值升高。由于神经细胞缺失，神经传导速度减慢，对温觉、痛觉的敏感性降低，对伤害性刺激反应不敏感，对烫伤、冻伤、刺伤、撞伤、内脏病变所引起的疼痛反应迟钝。在行走中，对路况及台阶深浅不能做出精确判断，易造成跌伤。

二、常见疾病及特点

（一）老年性白内障

老年性白内障指中年以上因晶状体逐渐变性浑浊引起的视功能障碍。多发于 50 岁以上人群，随着年龄的增长发生率增加，50~60 岁老年人中发生率为 60%~70%，70 岁以上老年人发生率在 80% 以上。WHO 宣布，白内障致盲居各种眼病的首位，全球白内障盲人约 1700 万。我国现有白内障盲人 400 万，其中绝大部分是老年人。

1. 病因 ①晶状体老化：随着年龄增大，晶状体逐渐变硬和浑浊，眼的晶状体营养代谢障碍，内分泌紊乱引起晶状体蛋白变性。②物理因素：日光中的紫外线辐射对晶状体的损伤。阳光中的紫外线对眼的损害作用较严重，老年性白内障的发病原因与紫外线的长期慢性损害密切相关。晶状体较其他眼组织更能吸收长波紫外线（300~400nm），产生光化学作用，导致晶状体和房水中活性氧的产生，损害晶状体，使蛋白变性凝固，导致黄色或棕色核性白内障或是黑内障的发生。③维生素及微量元素缺乏：老年人晶状体内维生素 B_2、维生素 C、维生素 E 及微量元素硒、锌缺乏及谷胱甘肽等营养物质含量的不足，导致晶状体内氧自由基含量增加。④其他：与遗传、全身疾病（如糖尿病、甲状腺功能减退、严重脱水、中毒）等有关。

2. 特点 ①典型症状：无痛性视力下降，眼前有固定不动的黑点。依据晶状体浑浊的部位不同，可有单眼复视或多视，即用一眼看远处物体时可同时出现两个或多个叠影；视物模糊，进行性视力下降。②分类：老年性白内障按发生部位的不同分为皮质型、核型、囊下型三类。临床上以皮质型和核型多见。

3. 治疗原则　①药物治疗：老年性白内障早期应在医师指导下服用维生素C、维生素E。经常用吡诺克辛（白内停）等眼药水滴眼，以延缓白内障的进展。②手术治疗：中后期老年性白内障以手术治疗为最有效的治疗方法。

（二）老年性青光眼

青光眼是以眼压升高为主要特征的眼病。持续病理性高眼压压迫视网膜、视神经和血管，常引起视神经萎缩、视野缺损，是老年人重要的致盲性眼病之一。青光眼的早期诊断及治疗十分重要。

1. 病因　①生理老化：老年人随着年龄增长，晶状体的体积不断扩大，弹性降低而变硬，晶体悬韧带张力降低，易致晶体前移，使前房角狭窄者房角关闭，影响房水的回流，致眼内压升高；同时累及视神经且使之逐渐发生萎缩，因而老年人容易发生青光眼。②诱因：情绪激动、精神创伤、过度劳累、气候突变以及暴饮暴食等。

2. 分类　青光眼最常见的有两种类型：原发性闭角型青光眼（PACG）和开角型青光眼（POAG），老年人好发闭角型青光眼。

3. 特点　闭角型青光眼多见于50岁以上的老年人，女性更常见，男女之比为1∶2，发病高峰在61～71岁。临床表现为突发性的眼压急剧升高，剧烈的眼痛伴同侧头痛，有虹视现象或视力明显下降；眼球充血、水肿、伴有恶心、呕吐；指测眼球坚硬如石。发作前多有诱因，如情绪激动、疲乏等。

4. 治疗原则　①急性闭角型青光眼的基本治疗原则是手术，治疗术前以缩瞳剂、碳酸酐酶制剂和高渗剂降低眼压及缩小瞳孔、开放房角。②禁用阿托品、肾上腺素及颠茄类药物，以免瞳孔散大，睫状肌麻痹和扩张致眼压升高。

（三）老年性耳聋

随着年龄的增长，听觉器官逐渐老化而引起听力减退，称之为老年性耳聋。这种耳聋多在40岁以后开始出现。听觉器官老化，耳蜗底末端数毫米的高频区螺旋器感觉上皮及其相关的神经萎缩，所以老年性耳聋首先表现为高频音调听力减退。这种单纯因老龄化引起的耳聋为生理性耳聋，随着内耳变化的严重程度，发生语言听力丧失，使患者与人交谈困难。为防止出现上述情况要做好老年性耳聋的预防和护理。

1. 病因 ①主要病因：老年性耳聋主要原因是听觉器官的退化所致。②老年疾病：老年性疾病如高血压、冠心病、脑动脉硬化、糖尿病等均可促使听觉感受器和（或）蜗后听神经系统受损，是加速老年性耳聋的因素。③其他因素：遗传、饮食、环境、噪音、精神压力、代谢紊乱、多年吸烟饮酒和使用对耳有毒性的药物。

2. 特点 ①听力下降：60岁以上出现原因不明的双侧对称性听力下降，以高频听力下降为主。②"语言识别力"差：许多老年人常出现"打岔"现象。③"重听现象"：即低音听不见，高音又感觉刺耳难受。④常伴有耳鸣：开始为间歇性，渐渐发展呈持续性，夜深人静时更明显，常影响老年人的睡眠。

3. 治疗原则 主要是保护听力：①老年人内耳微循环功能差。因此，应避免噪声和中毒性药物等有害物质的影响。②积极治疗和预防高血压、动脉硬化、糖尿病等。③给予扩血管药及补充微量元素。上述治疗无明显疗效时应考虑为老年人选配合适的助听器。

三、常见健康问题及护理

老年人感觉系统常见的健康问题有视力下降、舒适的改变/疼痛、听力下降、自理能力下降或缺陷、恐惧、焦虑、自我保护能力受限、有受伤的危险等。

（一）老年白内障

【护理评估】

1. 健康史

（1）现病史：①询问老年人有无视物模糊或视力减弱；视物时是否有复视和多视的现象以及飞蚊症；②当注视灯光时，有无虹视现象等。

（2）既往史：①询问工作性质、生活习惯、饮食状况及健康状况。②是否患过脂代谢异常、动脉硬化、糖尿病、高血压、甲状腺功能减退、中毒等病。③是否嗜好烟酒。④是否经常在强光下看书、工作、学习、看电视或看电影。⑤是

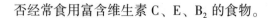

否经常食用富含维生素 C、E、B_2 的食物。

2. 身体评估

（1）一般情况的评估。

（2）全身重要脏器状况的评估：尤其注意是否有高血压、心脏病、糖尿病等。

（3）眼部的评估：①晶状体的检查：用集光手电筒，斜照角膜瞳孔区晶状体，观察晶状体有无浑浊，瞳孔对光反应正常，说明了视神经和视网膜功能尚可。②视野检查：可用对比法评估视野范围。检查者与老年人面对面互视，检查者伸出一手并沿上下左右四个方向移动，同时询问老年人能否觉察手指移动，粗略了解视野有无明显缺损。③眼底检查：可有眼底动脉硬化及视网膜微血管病变。

【相关护理诊断】

1. 视力下降　与角膜水肿、晶状体浑浊、视网膜及视神经萎缩有关。

2. 有受伤的危险　与视力下降有关。

3. 知识缺乏　与缺乏信息、缺乏正确指导有关。

4. 恐惧、焦虑　与担心失明有关。

5. 自理能力缺陷　与视力下降有关。

【护理措施】

1. 一般护理

（1）正确评估患者视力障碍的程度，根据视力的状况，帮助患者制订生活计划：①给患者提供一个安全、有序的活动场所。②对自理缺陷的患者给予生活护理。③老年人生活环境中的物品位置相对固定，眼镜、放大镜、台灯等常用物品应放在他们易于拿取的地方。④室内照明应采用柔和的阳光，应避免直接的灯光及刺眼的强光。⑤老年人生活要有规律，保持精神愉快，避免过度疲劳、情绪激动和用眼过度。⑥戒除烟酒等不良的嗜好。⑦为老年人提供的印刷刊物字体宜大且避免用蓝、绿、紫色背景。室内装修应避免色彩反差过大。

（2）饮食护理：①适当补充维生素 B_2、维生素 C、维生素 E：多吃新鲜蔬菜水果，如西红柿、菠菜、白菜、洋葱、四季豆类蔬菜，苹果、橘子、梨等水果。

②增添芝麻油、玉米油、鸡蛋、奶油、鱼油等品种，以便摄取脂溶性维生素及其他物质。③补充硒、锌等微量元素：饮食谱中适当增添一些瘦肉、青鱼、沙丁鱼、虾、动物内脏、核桃、蘑菇等含硒、锌等微量元素较多的食品。④多食含钙元素较多的食物：如虾皮、海带、骨头汤、各类豆制品。

2. 老年白内障患者手术前后的护理

（1）手术前的护理：①手术前向患者讲解手术的必要性、安全性，手术过程及术前、术中、术后患者应注意配合的事项。②做好术前准备：如检查视功能状况，排除眼底疾病。③掌握全身重要脏器的状况，特别注意眼压、血压、血糖是否正常，有无呼吸道感染。④对自理缺陷的患者给予生活护理。⑤病房应保持安静、清洁、通风，营造一个舒适的环境。⑥加强心理护理，使患者保持乐观的情绪。⑦由于老年性白内障患者的年龄及视力差，行动非常不便，给患者带来社交及心理障碍，故对患者应进行细致关怀及心理护理。

（2）手术后的护理：①指导患者术后卧于健侧，避免对患侧施压，当眼睛闭上时不可在眼上摩擦和施压，以免伤害正在愈合的组织。②用消毒棉签和温开水清洁眼睛。③指导患者术后戴眼罩。④近期内避免眼内压升高的动作：如咳嗽、举重物、用力屏气、下蹲等。⑤保持排便通畅。⑥保持机体水、电解质代谢平衡。

【健康指导和行为干预】

1. 宣传吸烟、嗜酒的危害　由于吸烟者白内障的发病率是不吸烟者的2.16倍，酒辛热、刺激，可加重病情，因此要指导老年人主动戒烟、限酒。

2. 避免强光　为预防日光中紫外线对眼睛的损害，在室外阳光下活动，一定要带有帽檐的帽子或遮阳伞。在高原、雪地、海洋、沙漠、赤道附近等必须戴有色眼镜，可使眼睛受到紫外线的照射大大减少。塑料眼镜可减少50%的紫外线，普通眼镜可减少80%，60岁以上的老年人如带上黄褐色太阳镜，就可防止视力进一步减退和预防白内障的发生。

3. 出院用药指导　详细向患者介绍出院时所带的各种药物的使用方法。正确的滴眼药方法：用示指和拇指分开眼睑，嘱患者眼睛向上看，将眼药水滴在下穹窿内。闭眼后，再用示指和拇指提起上眼睑，使眼药水均匀地分布在整个结膜腔内。滴药时注意滴管不可触及角膜。每种眼药水在使用前均要了解其性能、维持时间、适应证和禁忌证，检查有无浑浊、沉淀，是否超过有效期。平时应多备一瓶眼药水以便常用药水遗失后使用。

4. 其他　积极预防、治疗脂代谢异常、动脉硬化、糖尿病等。

（二）老年青光眼

【护理评估】

1. 健康史

（1）现病史：询问老年人有无在暗处时间较长后出现轻度眼胀、眼痛、头痛、视力下降、雾视、恶心、呕吐、虹视等表现；有无劳累、情绪波动等诱因。

（2）既往史：①询问工作性质、生活习惯、饮食状况及健康状况。②是否患过脂代谢异常、动脉硬化、糖尿病、高血压、甲状腺功能减退、中毒等病。③是否嗜好烟酒。④是否经常在暗处看书和工作、学习、看电视或看电影。

（3）家族史：老年人家族中有无闭角型青光眼患者。

2. 身体评估

（1）一般情况的评估。

（2）全身重要脏器状况的评估：尤其注意是否有高血压、心脏病、糖尿病等。

（3）眼部的评估：触诊眼球的坚实度：指导老年人闭上双眼，眼睛向下看，将示指指尖放在上眼睑巩膜上方，轻轻触压。正常情况下感觉到眼球坚实且对称。眼压测定：正常值应为 10～20mmHg（1.36～2.7kPa），开角型青光眼眼压通常 >21mmHg。部分患者眼压 >21mmHg，却无视神经损害及视野缺损，则为高眼压症。

3. 实验室及其他检查　检查青光眼常用的检查方法有激发试验、暗室俯卧、饮水实验。实验前后眼压差≥8mmHg（1.06kPa）者为阳性。

【相关护理诊断】

1. 舒适的改变/疼痛　与眼压升高有关。

2. 知识缺乏 与缺乏信息、缺乏正确指导有关。

3. 有失明的危险。

4. 社交障碍 与视力下降有关。

5. 恐惧、焦虑 与担心失明有关。

【护理措施】

1. 一般护理 密切观察患者眼痛、头痛、恶心、呕吐等情况及视力的状况，动态观察眼压变化。

2. 老年青光眼患者手术后的护理

（1）休息和体位：术后卧床休息，取平卧位或健侧卧位，术后第二天，当前房形成后方可在床上活动。

（2）生活护理：对双眼视力均低下、自理缺陷的患者给予生活护理。

（3）病情观察：注意有无头痛、眼胀、恶心等症状，发现异常及时向医生报告。

（4）眼部护理（见本章老年白内障手术护理）。

（5）饮食护理：给予易消化的半流质食物；禁烟、酒、浓茶及辛、辣、刺激饮食。

（6）避免眼压升高的诱因。

【健康指导和行为干预】

1. 自我护理 向老年人及家属说明避免诱发眼压升高的方法如下：①避免情绪激动和过劳：如保持充足的睡眠，避免过多探视和过长时间的交谈，尤其避免谈不愉快的事情。②避免暴饮暴食和寒冷刺激。禁饮浓茶和咖啡，一次饮水量不超过500ml。进食易消化无刺激性食物，注意保暖。③适当参加体育活动，少看电视、电影，多听音乐、广播，避免长时间在暗室内或弱光下久留，以免诱发此病。④老年人生活要有规律，保持精神愉快，戒除吸烟、酗酒等不良嗜好。

2. 用药指导 ①详细向老年人介绍出院时所带的各种药物的使用方法。②嘱患者必须定期复查，按医嘱调整用药。③指导老年人及家属正确使用滴眼药水的方法：滴药后须按住内眼角数分钟，防止药水进入泪小管，吸收后影响循环和呼吸系统；使用缩瞳剂后会出现视物模糊，宜晚上临睡前点滴；患有哮喘和慢性阻塞性肺疾病及心率 <60 次/分的开角型青光眼患者不宜使用 β 受体拮抗药。

3. 病情观察 指导老年人在出现下列情况时及时就诊：①视物模糊或视野变窄；②眼球肿痛伴头痛；③有视物模糊的盲点，视灯光旁有彩虹圈，视力明显下降。

（三）老年性耳聋

【护理评估】

1. 健康史

（1）现病史：向老年人及家属了解老年人近期情况。①有无听力下降：表现为说话习惯改变，倾向于大声说话或希望别人大声说话；经常要求交谈对象重复讲过的话；置身人群中说话减少或不参与说话，显得忽视周围发生的一切；对别人告诉的事常常表示怀疑。②有无沟通困难：询问老年人最近有无误解语言含义的情况；有无因说话内容猜测错误导致交谈失误。③有无耳鸣、眩晕等不适。

（2）既往史：①询问工作性质、生活习惯、饮食状况及健康状况。②是否有脂代谢异常、动脉硬化、糖尿病、高血压、甲状腺功能减退、中毒等病史。③有无居住环境噪音、严重精神压力等。④用药史：是否用过耳毒性的药物，如氨基糖苷类抗生素等。

2. 身体评估

（1）一般情况的评估。

（2）全身重要脏器状况的评估：尤其注意是否有高血压、心脏病、糖尿病等。

（3）耳部的评估：检查老年人耳部是否有耳垢栓塞。

3. 实验室及其他检查 听力检查可明确传音性或感音性耳聋。

【相关护理诊断】

1. 听力下降 与耳部血液供应减少、退行性病变有关。

2. 社交障碍 与听力下降有关。

3. 有受伤的危险。

4. 知识缺乏 与缺乏信息、缺乏正确指导有关。

【护理措施】

1. 一般护理评估 老年人听力下降程度，指导老年人及家属当老年人出现听力下降、与别人交谈时听不清讲话的内容或听电话感到费力时，就要及时到医院做听力及相关检查，以便及时发现和治疗。

2. 用药指导 ①改善内耳微循环：如地巴唑、双嘧达莫、阿米三嗪（都可喜）、复方丹参片等。②维生素类药物：维生素 A、E 及 B 类，补充微量元素如铁、锌等。慢性锌缺乏症者可以给予每天正常需要量的 6～10 倍，连续口服 3～6 个月。常用的制剂有硫酸锌和天门冬氨酸锌。③中医药治疗，如内服益气汤等。

【健康指导和行为干预】

1. 指导家属与老年人正确沟通 ①与老年人交谈时，说话速度要慢，吐字要清楚，避免用高声呐喊的方式讲话。②交谈的环境宜安静，交谈前抬起手或轻拍老年人以引起其注意。使用短句表达意思，避免用单个字回答。老年人如不太理解所讲的意思，要对原话加以解释而不是重复原话。③必要时，在沟通中可采用书面交谈或手势等非语言交流技巧辅助交谈，以表达意图。

2. 行为干预 ①增强体育锻炼，但要注意劳逸结合。避免精神过度紧张，保持健康的行为及合理生活节奏等。②坚持老年食谱，宜三低一高（低糖、低盐、低脂肪、高纤维素）饮食。③戒烟酒，可明显延缓老年耳聋发展。④慎用或不用有耳毒性的药物，特别是氨基糖苷类抗生素。⑤积极防治心血管疾病、糖尿病等。⑥局部按摩：教会老年人用手掌和手指按压耳朵的方法，环揉耳屏，每日 3～4 次，以增加耳膜活动，促进局部血液循环，防止听力下降。⑦保护听力，避免噪声污染：噪声会损害内耳，加快老年人耳聋的发生和发展。因此，要尽量避免接触噪声，特别要避免接触鞭炮、爆炸声和强烈的锣鼓声等。

3. 心理护理 指导老年人遇事乐观，保持情绪稳定、乐观。平时应保持家庭和睦，与朋友、邻里相处互让互谅，有益于身体健康，对保护听力功能有一定作用。老年耳聋语言听力比纯音听力减退明显，有"音素退化"现象，即听到了语言而不能理解其含义，有重振现象及耳鸣，使老年人非常苦恼。指导家属应耐心地给予帮助，减轻老年人的孤独感与压抑感，增强生活乐趣和社会交往。

4. 其他 指导并帮助老年人及其家属正确使用助听器。

第十三章　老年人的心理护理

第一节　老年人的心理特点

心理活动包括人脑对外界的反映过程（心理过程）和反映的结果（心理内容）。大量研究表明，老年期的心理变化伴随生理功能的减退而出现老化，使某些心理功能或心理功能的某些方面出现下降、衰退。心理活动的内容主要包括记忆、智力、思维、人格等几个方面。

一、老年人的记忆特点

记忆是通过识记、保持、再现和再认等方式在人脑中积累个体经验的心理过程。运用信息加工的术语表述，就是人脑对外界信息的编码、存贮和提取的过程。记忆按照内容的不同可分为形象记忆、语词逻辑记忆、情绪记忆和运动记忆；按信息在大脑中存留的时间不同可分为瞬时记忆、短时记忆和长时记忆。

随年龄增长，老年人记忆能力下降，回忆能力较差，表现在能认出熟人但叫不出名字。老年人机械记忆不如年轻人，即靠理解意义保持的记忆好而机械性重复（如人名、地名、数字等）不如年轻人。另外，老年人在规定时间内速度记忆衰退。记忆与人的生理因素、健康、精神状况、记忆的训练、社会环境都有关系，老年人要防止记忆力衰退，需不断地加强记忆训练，掌握良好的记忆方法。

二、老年人的智力特点

智力是学习能力或实践获得的能力。人的智力与个体因素（如身体状况等）、社会环境因素（文化水平、职业等）有密切关系。老年人由于反应速度慢，又较少运用灵活的学习方法，所以在限定时间内学习速度比年轻人慢，若让

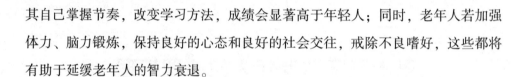

其自己掌握节奏，改变学习方法，成绩会显著高于年轻人；同时，老年人若加强体力、脑力锻炼，保持良好的心态和良好的社会交往，戒除不良嗜好，这些都将有助于延缓老年人的智力衰退。

三、老年人的思维特点

思维是人脑间接地、概括地对客观事物的反映，是人类认识过程的最高形式，是更为复杂的心理过程。思维过程是对事物进行分析、综合、比较、抽象、概括的过程。间接性和概括性是思维过程的主要特征。

由于老年人记忆力的减退，无论在概念形成上，解决问题的思维过程方面，还是创造性思维和逻辑推理方面都有影响，而且个体差异很大。老年人只有多接触社会，勤于动脑，以积极的态度对待生活，才能保持良好的思维。

四、老年人的人格特点

人格也称个性，是极为复杂的，至今心理学界还没有一个公认的定义。我国多数心理学工作者认为，人格是具有一定倾向性的各种心理品质的总和，内容包括性格、兴趣、爱好、倾向性、价值观、才能和特长等。

老年期人格也会发生相应的变化，如对健康和经济的过分关注与担心产生的不安与焦虑；各种能力下降产生的保守；交往的减少而造成的孤独；把握不住现状而产生的怀旧和发牢骚等。这些变化是由于人的生物学老化，老年人"自我老化"，脱离社会，交往减少以及社会家庭等因素造成的。所以，和睦的家庭、良好的社会环境是老年人安度晚年的基本保证。

第二节　老年人常见心理问题及护理

一、老年人常见心理问题及影响因素

（一）老年人常见的心理问题

1. 退休综合征　退休综合征是指老年人在退休以后出现的适应性障碍。退休后由于收入减少、社会地位改变，生活内容、人际关系发生巨大变动。这种应激因素对心、身方面的干扰，使一些老年人在一定时期内难以适应，常出现失落感、自卑感、孤独感及一些偏离常态的行为，甚至由此而引起其他疾病的发生或发作，严重地影响了健康。

社会对退休老年人应给予更多的关注，家庭要关心和尊重离退休老年人的生活权益，应在精神和物质两方面给予关怀，使他们感到精神愉快、心情舒畅。

2. 空巢综合征 "空巢"是指无子女或子女成人后相继离开家庭，形成中老年人独守老巢。据报道：我国目前有2340万老年人独守"空巢"无人照料，"空巢"家庭问题亟待社会关注。传统的中国文化重视天伦之乐，认为有儿孙伴随左右，是人生莫大的幸福，可是随着中国的社会文化变迁，大家庭解体，社会结构以核心家庭为基础，人们的家庭观念淡薄及工作调动，人口流动，住房紧张，年轻人追求自己的自由与生活方式等原因，都造成不能或不愿与父母住在一起。老年人晚年盼望的理想落空，孤独、空虚、寂寞、伤感，精神萎靡，常偷偷哭泣，顾影自怜，久之，会诱发多种疾病。

3. 焦虑症 焦虑是个体由于达不到目标或不能克服障碍的威胁，导致自尊心或自信心受挫，或使失败感、内疚感增加，所形成的一种紧张不安带有恐惧性的情绪状态。

造成老年人焦虑的主要因素：体弱多病，行动不便，力不从心；退休后经济收入减少，生活水平下降；担心儿孙上班、上学时的交通安全等。

焦虑可表现为急性惊恐发作，如老年人常突然感到内心紧张、心烦意乱、坐卧不安、睡眠不稳、口干、心悸、脉搏加快、多汗、血压升高、呼吸加快、大小便意增加；也可表现为较平时敏感、易激怒，生活中稍有不如意的事就心烦意乱，注意力不集中，有时会生闷气、发脾气等。严重时，可以出现气喘、胸闷，有一种濒死感，可持续几分钟或几小时。

老年人焦虑的防治，首先要指导老年人保持良好的心态，学会自我疏导、放松。如果焦虑过于严重时，应在医生的指导下，应用抗焦虑药物，如氯氮䓬（利眠宁）、多塞平（多虑平）等。

（二）影响老年人心理状态的主要因素

1. 丧偶及家庭的小型化　丧偶对老年人的生活破坏性最大，所带来的心理问题也最不易克服和弥补。西方的医学家和心理学家经过研究提出了15项影响心理因素的生活事件，丧偶排在第一位。对老年人来说，配偶是生活上最亲近、感情上最知心的伴侣。特别是在年事增高而社会交往逐渐减少的情况下，丧偶对老年人的打击尤为剧烈。此时老年人所需要的是更多的关怀、体贴和更为耐心细致的照顾。

2. 生理功能下降　随着年龄的增高，老年人的体态和生理功能会明显的衰退。感知衰退主要表现在老年人的视力、听力、味觉、触觉等方面功能的减弱。而这样的衰退会导致老年人反应迟钝、行动缓慢、注意力涣散、依赖性增强；记忆衰退主要体现在再认活动减退及近期记忆减退；思维能力下降，反应缓慢迟钝；语言表达能力下降。淡漠、抑郁等不良情绪会随之而来。

3. 体弱多病　老年期由于体能衰退、抵抗力差，容易罹患各种疾病，且多呈慢性状态，又往往是几种病同时存在，迁延不断。有的老年人在年轻时患过的伤病，老时也会复发或加重。这些都会给老年人造成许多病痛或难言之隐。若老年人怕麻烦而影响家人，往往会隐瞒病情。就医的不便，又会使老年人强忍病痛，心理压力更重。

4. 社会角色和经济状况的改变　老年人退休以后，家庭成为老年人生活的主要环境，而经济收入则是老年人生活愉快幸福的物质保障。过去因为工作繁忙，经济收入较高，老年人在家庭中的角色比较重要，受到较多的尊敬。退休以后，经济收入减少，家庭角色退居次要地位，甚至承担较多的家务劳动，有的老年人会感到不平。如果子女对老年人照顾不周，甚至关系不融洽，更会给老年人增加巨大的心理压力。有的老年人身边无子女，退休后缺少关心和帮助，更会产生孤独无助之感。

二、老年人的心理评估

心理评估也属于护理评估的范畴，但与一般的护理评估比较起来，有相同之处（如观察、交谈、护理体检等），又具有自己的特点（如心理测验量表的使用等）。

1. 概念　心理评估是运用观察、交谈和心理测验等手段从各个方面获得的信息，以对某一心理现象作全面、系统和深入的客观描述。

2. 心理评估者的条件　心理评估比测定某些精微的物理和生物现象更不容易，所以要做好心理评估，对评估者的技术和心理素质要求都比较高。

（1）对评估技术的要求：必须具备对评估目标（如智力、记忆、情绪、人格等）的规律、表现形式与健康和疾病的关系等知识，掌握对各种心理评估理论和操作技术，与各种年龄、教育水平、职业性质、社会地位以及各种疾病的人的交往经验。

（2）对评估者心理素质的要求：要进行准确的心理评估，要求评估者必须有健康的人格，能帮助老年人，尊重老年人，有耐心和移情。否则很难与受试者建立良好的协调关系，不能得到合作，无法进行评估，或是评估结果错误。

3. 评估前的准备　要使心理评估得以顺利进行，必须做一些前期准备工作，包括用物准备、环境准备和心理准备。

（1）用物准备：标准化的心理测验，如智商测验等测量工具，在测量前由专业测评人员做好准备。

（2）环境准备：为了更好地开展工作，环境要求安静舒适、光线柔和。可将测查室的设施接近受试者熟悉的环境，这样可有效地消除受试者的陌生感。

（3）心理准备：要使老年人把测验条目根据自己所经历的、感觉的和所想的如实反映给测试者，除了根据老年人的特点引起他们测验的动机外，更重要的是要持有与受试者诚恳、平等、尊重受试者权力和人格的态度。解除老年人所有顾虑，让他们知道通过测验，能使自己更加了解自己，也让医生了解病情和心理特点，对自己有利而无害。

4. 常见的心理评估量表　评估抑郁的抑郁量表和评估焦虑的焦虑量表。

三、维护与增进老年人的心理健康

(一) 促进老年人心理健康的基本原则

1. 保持人与环境和谐一致的原则　心理健康的发展过程，实质上就是人与环境能否取得能动地协调平衡的过程。环境包括自然、社会与人际关系等几个方面。当前特别有意义的是人际关系之间的协调。由于日常生活中到处都有打破这种协调平衡的条件和境遇，因而减少不良刺激或学会协调人际关系，对心理健康有重要意义。

2. 适应与改造相结合的原则　适应是个体为满足生存的需要而与环境发生调节作用，包括改造环境适应个体的需要或改造自身适应环境的需要。

人对环境的适应、协调，不仅仅是简单的顺应、妥协，而更主要的是积极、能动的对环境的抛弃和改造，使之更有利于发展个体和群体的心理健康。

3. 身心统一的原则　一个完整的个体应包括心身两个部分，两者相互影响。因此，通过积极的体育锻炼、卫生保健和培养良好的生活方式来增强体质和生理功能，将有助于促进心理健康。

4. 自知与自爱相结合的原则　能做到自知则需要学会自我观察、自我认定、自我判断和自我评价，做到自爱则应学会接受自己、悦纳自己，爱惜与保护自己。

5. 个体与群体相结合的原则　生活于群体之中的个体无时无刻不受群体的影响，因此个体心理健康的维护亦依赖于群体的心理健康水平。这就需要创建良好的群体心理卫生氛围，以促进个体的心理健康。

(二) 维护与增进老年人心理健康的方法

老年人心理保健的目的是提高老年人的生活质量，使老年人能度过一个幸福、愉快的晚年，并能有效地应对"死亡"这一人生最后的生活事件，给自己一个圆满的结局。为达到这一目的，应注意以下问题。

1. 帮助老年人迅速适应退休后的生活

（1）明确生活意义：树立老有所为、老有所乐的新观念。

（2）丰富生活：老年人可以培养各方面的兴趣和爱好，如听音乐、参加体育锻炼、旅游或参加书法等的学习，以丰富生活内容，激发对生活的兴趣。坚持学习也是对脑的锻炼，可以提高老年人的记忆力和智力，延缓老化。

（3）走向社会：离退休后对老年人心身健康影响最大的就是与世隔绝，把自己封闭起来，因为这样会加速老化过程。人只有在社会中生活才能感觉到自身的价值；老年人可通过各种方式，走出家门，走向社会，保持与人交往，在社会生活和工作中实现人生价值，从而摆脱空虚与寂寞。

（4）发挥社会力量的支持：政府、社会、单位等为老年人建立一个广泛的社会支持网络，发展老年人的服务事业，使他们有保障、受尊重，老有所为、老有所乐，从而保持身心健康。

2. 指导老年人培养良好的生活习惯　良好的生活习惯对老年人心理健康至关重要。如起居、饮食、戒烟、节酒等。适当的修饰外貌，改善形象；适当扩大社会交往范围，多交朋友，多接触大自然或欣赏优美的音乐艺术；搞好居室卫生，在室内作一些装饰和布置，赏玩一些花、草、工艺品或字画等，使生活环境幽静，心情舒畅，有助于克服消极心理，振奋精神。所以，培养老年人养成良好的生活习惯，并且科学安排个人生活是很有意义的。

3. 创造尊老、敬老、爱老的良好氛围　老年人和未成年人一样，需要家庭和社会的关心。生病时需要照顾，经济困难时需要救济，上公共汽车时需要人帮助，老年人再婚时也需要子女的理解和支持，临终时需要子女和亲人在身边陪伴。家庭和社会的这些关心是保障老年人生活质量的外部条件。

4. 充分发挥社会支持系统的作用　老年是许多危机和应激因素集中在一起的时期。政府、社会、单位、邻里、家庭及亲友等都应对老年人给予关心、安慰、同情和支持，为老年人建立起广泛的社会支持系统网，形成尊老、敬老的良好社会风气，满足老年人的物质和文化需求。同时，制定、完善我国的《老年人保护法》《老年人福利法》等法规，为维护老年人的合法权益，增强老年人安全感，解除后顾之忧，提供强有力的社会保障。

第十四章　老年人的家庭护理与临终监护

　　家庭护理是老年护理的重要组成部分。老年人的家庭护理是指在老年人的居所内在社区专业人员指导下，对生活不能自理的老年人所实施的健康护理与援助性服务。这是解决老年保健问题的有效手段和主要途径。在老年人的家庭护理中，护士扮演着重要的角色。她们不但是护理工作的直接实施者，同时也是健康教育的宣传者。因此，护士不但要对老年人家庭护理有正确的认识和态度，本身具有较丰富的护理知识和娴熟的护理技术，而且还要有帮助和指导家庭照料者提高照顾能力、学习照顾的方法与技巧。

一、老年人家庭护理的意义

（一）老年家庭护理的必要性

　　1. 医疗机构不足　我国人口众多，医疗水平相对较为滞后。面对数量庞大而又需要护理照料的老年人，目前的养老护理机构难以满足老年护理的需求。

　　2. 老年病多是慢性疾病　老年人随年龄增大，体质逐渐衰退，视力及对外界变化反应能力也渐趋下降，因此户外活动减少；同时有相当一部分老年人生活不能自理或慢性病需在家里治疗。因此，做好老年人的家庭护理是十分必要的，这将有利于维持老年人健康和疾病康复。同时，老年病多是慢性疾病，康复时间一般都相对较长，不可能长期在院内治疗，必须向社区、家庭延伸。

　　3. 传统观念的影响　中国人非常重视家庭，一般老年人不愿离开家庭而去保健机构，希望能和家人生活在一起。

　　4. 经济因素的影响　我国属于发展中国家，经济还不发达，看病难，吃药难的情况时有发生。有的家庭因经济条件受限，难于支付老年人在保健机构中的费用。

（二）家庭护理的可行性

1. 熟悉的生活环境　退休后，家庭成为老年人的主要活动场所。同医疗机构相比，其生活环境是老年人所熟悉和习惯的，而且老年人和家属之间的关系也较融洽，这样就避免了进入陌生环境所引起的焦虑、孤独等心理上的不良反应以及失眠等情况。家庭护理是老年人普遍容易接受的保健方式之一。

2. 照顾者对老年人的脾气习性和兴趣爱好的了解　照顾者对老年人了解较深，照顾起来也周到。因此，无论从心理上还是生理上来说，家庭护理对健康老年人和老年患者的治疗与康复都是极为有利的。

家庭护理要求照顾的内容较多，护士应熟悉患者的各个方面，为患者创造舒适安全的休养环境，制定合理的食谱，利用家庭或简便的器具替代医疗器械，对各种不同疾病进行各项特殊护理，对老年人及其家属进行健康教育，以充分发挥家庭护理的优越性。

3. 传统习惯　我国的家庭历来就有赡养和照料老年人的优良传统。家庭护理要求人们发扬敬老、爱老的精神，这种精神和社会风气对维持家庭和社会的和谐、促进精神文明建设是十分重要的。重视和改进对老年人的家庭护理，也是社会文明和进步的一项标志。

二、老年人家庭护理的内容

（一）家庭护理评估

1. 内容　家庭护理评估是家庭护理的重要组成部分，内容包括家庭及其成员基本材料的收集，如人口及家系图；家庭结构、功能、家庭生活周期的健康问题、家庭资源及家庭危机如压力事件的评估等等。

2. 方法　家庭护理评估的方法与一般护理评估的方法不同，它主要是通过家庭访视，即"家访"来完成的。家访是为了促进和维持个体和家庭的健康，在服务对象（老年人）家里进行的有目的的交往活动，是对家庭进行健康评估，开展家庭护理的重要工具。其程序可分为准备、实际访视、预约下次访视时间、记录和评价5个步骤。"准备"决定了访视的成败，其内容包括：访视对象的选择，确定访视的目的与目标，准备访视用物及安排路线等。

3. 家庭功能评估 家庭功能的好坏关系到每个家庭成员的身心健康及疾病的预测，因而是家庭评估中最重要的内容。家庭功能包括：满足成员自我照顾需要的必要条件，如空气、食物、饮水、卫生条件等；促进家庭成员人格健全发展，满足成员心理、社会需要，如独处空间、隐私权、社会交往、家庭关爱氛围等；家庭对危害的预防。为了了解家庭功能状况，目前经常使用的是 Smilkstein 的家庭功能评估问卷。该问卷又称家庭 APGAR 问卷，包括适应（adaptation）、共处（partnership）、成长（growth）、情感（affection）、解决（resolve）5 项内容。

（二）家庭护理诊断

家庭护理诊断是通过整理和分析所收集的资料，确定家庭的主要健康问题，并根据主要的、通过护理干预能解决的健康问题提出护理诊断。

护士在提出护理诊断后，应该分辨出问题的现状是现存的、潜在的或是可以再改进的，然后根据护理问题的现状制定出相应的家庭护理计划。另外，还需判断护理诊断的严重性，并根据问题的严重程度，按由重到轻、由急到缓的原则将护理诊断排序。把对家庭威胁最大、后果严重、家庭亟待解决的健康问题排在第一位，并立即拟定计划，优先解决。

（三）家庭护理计划

家庭护理计划的制定是家庭护理程序的第三步，应以家庭护理诊断和预测为根据，结合家庭日常生活情况，充分发挥家庭资源优势解决健康问题。家庭护理计划包括制定目标（短期目标和长期目标），寻找家庭内、外部资源，确认可运用的方法，拟定护理措施，决定优先顺序。

（四）家庭护理实施

实施家庭护理计划是将计划付诸实施的阶段，在这一阶段中应以家庭为主。在计划实施过程中护士的作用是为家庭提供指导和信息，必要时给予帮助。护士的工作有以下几个方面。

（1）为家庭营造或指导家庭营造一个安全的具有教育性质的交流环境和

场所。

（2）介绍或强化有效的家庭交流方式、应对技巧和行为。

（3）指导各家庭成员的行为与家庭的目标、需求和活动协调一致。

（4）为家庭成员提供情感支持，分担其忧愁，并给予安慰和鼓励。

（5）对家庭进行健康教育，并与家庭进行信息交流，包括健康信息和其他与家庭有关的信息。

（6）为孤寡老年人家庭料理家务，准备必要的生活用品等。

（五）家庭护理评价

家庭护理评价的目的是总结经验、吸取教训、改进工作，分为形成性评价和总结性评价。形成性评价是对护理过程的评价，发生在护士－家庭交往的过程中，根据阶段评价的结果，修改和补充护理诊断、护理计划和评价标准。总结性评价是评价家庭在接受护理干预后的结果，即是否达到了预期的效果，发生在家庭－护士的关系的终末阶段，根据总结性评价的结果决定是否结束家庭护理。

1. 善于观察病情 老年人的身体状况或病情容易发生突然变化，且常常缺乏先兆征象，患者又不能清晰地诉说自己的症状。因此，对任何异常变化和新出现的症状都要引起足够的重视，护理要随时注意观察病情，及时发现新的情况。对老年人的一般主诉，如怕冷、疲倦、头晕、腹胀、胸部闷胀等都不应疏忽，特别要注意不要把发生的新情况与原来疾病混淆起来。

2. 减轻患者痛苦 许多迁延性病不能治愈，因而护理工作中的一项重要任务是应尽最大努力减少患者的痛苦，将患者的自觉症状控制在最低限度。如对晚期癌症或其他疾病终末期的老年人，要注意患者残存生命的生活质量和濒死前老年人精神上的期望和要求。因此，不仅要使用药物和其他对症疗法，来缓解痛苦，还应通过心理治疗来给予精神上支持和宽慰。

3. 重视预防 护理要从老年人的整体考虑，发现可能危害其健康的各种问题，预防并发症的出现。开展预防性护理可从老年人的健康状况和生活及环境各个方面观察分析，找出可能发生的问题，然后考虑预防护理的内容。对老年患者，除了了解患者病情外，还应了解其精神状态、营养情况、卫生习惯、睡眠质量、活动能力、居住环境等，从中发现可能的问题并采取相应的护理措施。

4. 心理安慰 老年人由于生理上的老化变化和外界环境的改变，在思想、情绪、生活习惯和人际关系等方面，往往不能迅速适应而程度不同地产生各种心理变化。针对这一情况，护理人员要多一点同情心，采取有效措施，努力设法减轻老年人痛苦。

5. 防止并发症 要采取必要措施，防止老年人从床上跌下。如厕、外出要有人搀扶。久病在床的老年人要预防压疮，协助老年患者勤翻身，对经常受压的部位，如背部、臀部，要经常按摩、擦洗。

三、家庭临终监护

1. 家庭临终监护的特点与方法 家庭临终监护是以护理人员为中心为家庭服务，医生、护士及家属共同协商，对患者的主观愿望及家庭环境作必要的调查后制定护理计划，在家属参与下做好家庭护理。家庭临终监护是临终关怀的一个组成部分，是对临终患者实施非住院护理的护理方法。

家庭临终监护与病房临终关怀从工作形式到关怀质量都有一定差异，但其本身的任务和意义是相同的。家庭临终监护的目的是使患者与家属逐渐产生护理与被护理关系，产生融合的相互支持和感情依赖。从心理上使患者感到亲切、信任，从而提高患者的生存质量。除了使临终患者能无痛苦、舒适和有尊严地度过生命的最后阶段外，更应强调对临终患者家属心理特征的观察与护理。

2. 家庭临终监护的注意事项

（1）由家属直接参与拟定护理计划与实施护理措施，要注意家属的心理变化及对家属的安抚。

（2）护理质量不能迅速达到要求或病情恶化时，家属可能会出现不合作态度，应平静对待，并迅速提高护理质量。

（3）护理人员必须要加强自身修养和心理品质的培养，在临终患者面前始终要表现出冷静、沉稳、大方、认真、负责的态度，为患者提供良好的心理支持。

第十五章　健康老龄化

一、健康老龄化概述

（一）健康老龄化的起源

健康老龄化这一名词是在 1987 年 5 月召开的 WHO 大会上提出的。1992 年联合国第 47 届大会通过的《2001 年全球解决老龄化问题的奋斗目标》，强调"开展健康老龄化运动"。1993 年 7 月在匈牙利召开的第 15 届国际老年学大会将"科学为健康老龄化服务"定为大会主题，大会组委会指出"在新世纪到来之际，人口老化越来越为人们所关注。全世界人口的预期寿命在延长，但是长寿并不等于健康。老年学家、老年医学家和有关学者，都有必要把研究的重点集中到延长老年人的健康岁月上来。"

（二）健康老龄化的含义

健康老龄化是当今国际社会关注的热点。我国学者何慧德教授指出，健康老龄化有两个方面的涵义：①个体的健康老龄化：体现为老年期健康时期延长，伤残或功能丧失只出现于生命的晚期，且持续时间很短，老年人生存质量提高，晚年生活更有意义。②群体的健康老龄化：老年人群中健康者的比例越来越大，老年人口的健康预期寿命延长。健康预期寿命与一般的预期寿命不同，前者以日常生活自理能力的丧失为终点，后者以死亡为终点。健康老龄化的外延包括老年人个体健康（身心健康和良好的适应能力）、老年群体的整体健康（健康预期寿命的延长以及与社会整体相协调）和人文环境健康（人口老龄化社会的社会氛围良好及发展的持续、有序、符合规律）三个部分。1994 年底在北京召开的"健康老龄化研讨会"上，各界学者一致认为我国的老龄化情况与国外有所不同，应开辟中国特色的健康老龄化道路。同时，健康老龄化的对策也不能仅以老年人口为对象，而应包括儿童、青壮年和老年人在内的全部人口，要将它作为社会整体的一部分，进行综合、全面的考虑。

（三）实现健康老龄化的主要途径

健康老龄化是以延长人口的健康预期寿命为标志的新的奋斗目标。为了实现健康老龄化，使广大老年人保持生活自理能力，广泛参与社会活动，其主要对策如下。

（1）针对致死、致残疾病的共同危险因素，进行广泛、深入的健康教育，从青少年起就培养人们科学的生活方式和卫生习惯。

（2）预防重于治疗。不要把健康的希望完全寄托在医疗服务上，而应主要依靠自我保健保持健康。

（3）为使人人享有卫生保健，必须普及全科医疗和社区护理，推广康复医学，不断提高老年人社区医疗服务质量。

（4）重视和发展老年医学教育和科研，加强对心脑血管病、恶性肿瘤、糖尿病、骨质疏松症和老年性痴呆等老年多发病的防治研究，制定和实施有效的防治对策。

（5）发动社会力量兴办老年医疗福利事业，如老年福利院、老年公寓、老年护理医院、临终关怀医院、老年精神卫生指导所等，共同促进老年人健康。

（6）改善老年人居住条件，保护环境，保持生态平衡。

（7）开展健康老年人的研究。近年来，各种国际性或区域性老年学学术会议面向 21 世纪，提出了一系列明确而又具有远见的会议主题，诸如"第三世界的老年人""长寿时代的来临——迈向成熟的社会""21 世纪老龄化的前景""2000 年后的老龄化——新的世界、新的对策""全面关心老年人——多学科的研究""建立不分年龄人人共享的社会"等，都强调要实现"健康老龄化"，做到"科学为健康老龄化服务"。1999 年 4 月 7 日世界卫生日的主题为"积极健康的老年生活"，呼吁全世界为老年人创造健康、充实和富有创造力的生活。

二、老年人的健康行为与健康促进

(一) 健康相关行为

健康相关行为是指人类个体和群体与健康、疾病有关的行为。按其对行为者自身和他人的影响，可分为促进健康行为和危害健康行为两大类。

1. 促进健康行为　是个人或群体表现出的、客观上有利于自身和他人健康的一组行为。1979 年 D. Harris 和 S. Guten 提出建议，把促进健康行为分为以下五类。①基本健康行为：指一系列个人日常生活中的健康行为。例如，积极休息和适量睡眠、合理营养与平衡膳食、适度的运动锻炼等。②预警行为：指防止事故发生以及发生事故后正确处理的一类行为，例如，乘坐飞机、汽车时系安全带，车祸发生时及时自救和他救。③保健行为：是指正确、合理应用医疗保健服务，以维护自身健康的行为，如定期体格检查、预防接种等。④避开环境危害：环境危害是广义的，既可指环境污染，也可指引起人们心理应激的紧张生活事件。积极的应付方式或积极应对（coping style）即属此类。⑤戒除不良嗜好：该不良嗜好仅指吸烟、酗酒与滥用药品。戒烟、不酗酒与不滥用药品就是此类促进健康行为。

2. 危害健康行为　是个体或群体偏离了个人、他人、社会期望所表现出的一组行为。其主要特点是：①该行为对人、对己、对整个社会的健康有直接或间接、明显或潜在的危害作用。②该行为对健康的危害有相对的稳定性，即对健康的影响具有一定作用强度和持续时间。③该行为是个体在后天生活经历中习得，故又被称为"自我创造的危险因素"。危害健康的行为通常可以分为以下几类。①日常危害健康行为：主要包括吸烟、酗酒、吸毒、性乱。②致病性行为模式：是指导致特异性疾病发生的行为模式。目前研究较多的有 A 型和 C 型行为。③不良生活习惯。④不良疾病行为。⑤不良用药行为。

(二) 健康行为

健康行为是指个体和群体表现出的在客观上有利于自身和他人健康的行为。它包括很多内容，主要表现在日常的行为规范上，如不吸烟、合理营养、

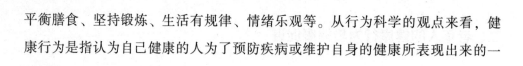

平衡膳食、坚持锻炼、生活有规律、情绪乐观等。从行为科学的观点来看，健康行为是指认为自己健康的人为了预防疾病或维护自身的健康所表现出来的一切行为。

（三）健康促进的起源与发展

健康促进的提出并非偶然，它是社会进步、医学发展的结果，是医学模式转变的必然结果。早期健康促进的观点为：健康促进是一门帮助人们改变生活方式，从而达到理想健康状况的艺术和科学。其理论基础主要产生于两方面，一方面是个体对自己的饮食、锻炼及其他与生活方式有关的习惯、行为的选择，并有适应和改变的能力；另一方面是个体的行为和生活方式在很大程度上可直接影响健康。美国健康教育学家格林博士将健康促进定义为通过健康教育和有关组织、政策、经济及环境的支持，以引导个体、团体、社区和机构的卫生行为改善。20世纪80年代以来，为了实现人人享有健康的目标，WHO专门召开了多次国际会议，对实现人类共同目标的策略进行了认真探讨。1986年在加拿大渥太华召开了世界第一届健康促进大会，这次大会明确提出了健康促进的概念：健康促进是增强个人和社区控制影响健康的危险因素的能力，从而改善个人和社区人群健康的过程。1995年WHO亚太地区办事处发表《健康新视野》（*New Horizons in Health*），指出："健康促进是指个人与其家庭、社区和国家一起采取措施，鼓励健康的行为，增强人们改进和处理自身健康问题的能力。"该概念得到了广泛的使用和认可。所以，健康促进的基本内涵包含了个人行为改变与政府行为改变两个方面，并重视发展个人、家庭和社会的对健康价值选择的潜能。

（四）老年人的健康促进与行为改善

WHO指出："不良的生活方式和饮食习惯是诸多慢性疾病的罪魁祸首。"与健康有关的不良行为有吸烟、酗酒、赌博、不良用药行为、缺乏体育锻炼、紧张的行为类型（如A型行为）和不良饮食习惯等。这些因素的长期累积，是老年人肿瘤、糖尿病、心脑血管疾病等慢性疾病高发的根本原因。老年人健康促进与行为干预的主要措施如下。

1. 树立健康信念，追求良好的生活方式　早在1953年WHO就旗帜鲜明地提出；"健康就是金子"的主题口号，旨在唤起人们热爱生活，像对待金子一样珍惜健康，善待生命、善待自己。对于老年人，最好的医生是自己，最好的药物是时间，最好的心态是宁静，最好的运动是步行。

2. 营养的健康教育 "民以食为天"，健康的第一基石是合理膳食。合理膳食可以总结为两句话、十个字，即"一、二、三、四、五；红、黄、绿、白、黑"。

"一"：每日一袋鲜牛奶。按生理需要，我国成年人每日需要摄取钙 800mg，但我国膳食普遍缺钙，一般在每日 500mg 左右。尤其是老年人缺钙所致的骨质疏松、骨折在我国十分普遍。防治的关键是从膳食中补充。

"二"：每日 250g 左右碳水化合物。

"三"：每日 3~4 份高蛋白食品。一份高蛋白食品相当于：50g 瘦肉或 100g 豆腐，或一个大鸡蛋，或 25g 黄豆，或 100g 鸡、鸭、鹅肉，或 100g 鱼虾。其中以鱼虾、豆类最为理想。

"四"：四句话："有粗有细，不甜不咸，三四五顿，七八分饱"。太咸的食物对健康诸多不利已众所周知。我国膳食按咸淡区分大致可分四型：广东型，每日摄盐 6~7g；上海型，每日摄盐 8~9g；北京型，每日摄盐 14~15g；东北型，每日摄盐 18~19g。其中最理想是广东型，接近 WHO 推荐的 5~6g。"三四五顿"指食物总量控制，少食多餐。仅仅少量多餐这一饮食习惯本身，就可以相当有效地预防糖尿病、高血脂、肥胖。在每日摄取量不变的情况下，早、中餐比例大，有利于降血脂、减体重，晚餐所占比例大则相反。

"五"：每日 500g 蔬菜及水果。营养学会建议每日进食 400g 蔬菜及 100g 水果。

"红"：红葡萄酒。每日饮 50~100ml 红葡萄酒能升高高密度脂蛋白胆固醇，减轻中老年人动脉粥样硬化。

"黄"：黄色蔬菜。黄色蔬菜营养多，如胡萝卜、红薯、番茄、南瓜、玉米。这类蔬菜含有丰富的类胡萝卜素，能在体内转化成维生素 A。

"绿"：绿茶及绿叶蔬菜。茶叶中除了有很多维生素、微量元素、咖啡因外，最主要的是含有茶多酚，具有较强的抗氧自由基作用及抗动脉粥样硬化作用和防癌作用。茶区人群肿瘤发生率也较低。绿茶对降血脂、降血黏度、改善心血管供血都有明显的益处。

"白"：燕麦粉和燕麦片。每日服用 50g 优质燕麦（煮粥做早饭）能使血胆固醇平均下降 39mg/dl，甘油三酯下降 76mg/dl。老年人服燕麦粥时，水宜多放。煮开后宜文火再煮约 10 分钟，此时若再加入牛奶，稍开即可食用、降血脂又补钙，一举两得。

"黑"：黑木耳。1985 年北京心肺血管医疗研究中心经动物实验及临床观察证实：每日摄入 5～15g 黑木耳有明确的抗血小板聚集，抗凝，降胆固醇作用，其抗血小板聚集作用与小剂量阿司匹林相当。

3. 适量锻炼和运动 运动是健康的第二基石。医学之父，古希腊名医希波克拉底指出："阳光、空气、水和体育运动，这是生命和健康的源泉"。适度运动的要诀是"三、五、七"。通常掌握"三、五、七"的运动是很安全的。"三"指每次步行约 3km，时间在 30 分钟以上；"五"指每周要运动 5 次以上，只有规律性运动才能有效；"七"指运动后心率加年龄约为 170 次/分钟，这样的运动量属中等。运动还有减肥功能和调整神经系统功能的作用。除跑步或步行外，太极拳也是很好的运动。中老年人一般不提倡举重、角力、百米赛跑这种无氧代谢运动，而提倡以大肌群运动为特征的有氧代谢运动，如步行、慢跑、游泳、骑车、登山、球类、健身操等。

4. 心理卫生教育 心理平衡是老年人健康长寿处方中第一重要的。保持心理平衡要做到三个三：第一是三个正确。一是正确对待自己，人贵有自知之明，"知人者智，自知者明"，明比智更难。二是正确对待他人，心中常有爱心。三是正确对待社会环境，及时地适应环境。第二是三个快乐：顺境时要助人为乐；知足长乐；逆境中要自得其乐，不能气馁。第三是三个"既要"。既要全心全意奉献社会，又要尽情享受健康人生；既要有事业心，在事业上力争一流，又要有平常心，在生活上甘于平淡；既要精益求精于专业知识，又要有多姿多彩的休闲爱好。这样，人的心境和情绪，认知和感觉就能有深度和广度，才能"不以物喜，不以己悲"，健康、快乐地生活。

三、社区老年保健的服务需求

（一）社区是老年保健实施的最主要场所

1992 年，联合国第 47 次大会通过的《2001 年全球解决人口老龄化问题方面的奋斗目标》中有八项目标，其中第三项是："支持以社区为单位，为老年人提供必要的照顾，并组织由老年人参加的活动。"老年人的主要生活场所是社区。由于老年人常患有不同的疾病，需要长期的医疗、预防、保健、康复等照顾，且多数老年人愿意留在家庭中，不愿意住进老年保健机构，所以社区成为了老年保健实施的最主要的场所。

（二）依托社区服务的家庭养护是老年人保健的主要方式

为满足老年人的医疗保健需求，解决老年人就医不便的困难，家庭将成为社会最基本的卫生保健"结构"单位。家庭老年保健的职能拓展不仅可降低社会对医疗的负担，而且有利于满足老年人不脱离熟悉的社区及家庭环境的心理要求。一些发达国家正在摒弃大量建造养老院的做法，转向重视和鼓励老年人在家养老。依托在社区服务基础上的家庭养护是解决老年人保健和养护最主要、最具有可操作性的形式。

（三）社区老年保健的主要需求

老年保健的目标是使老年人的躯体、心理、社会三方面经常处于最佳状态。其内容包括：健康和保健需求、预防和医疗需求、护理需求、康复需求、心理健康服务需求。可在社区实施的并能满足这些需求的方式多种多样。

1. 高龄老年人　高龄老年人是指 80 岁以上的老年人。高龄老年人是体质脆弱的人群，同时患有几种疾病，易出现系统功能衰竭，住院时间也较其他人群长，对医疗保健的需求量大。

2. 独居老年人　由于交通不便，独居老年人很难外出看病。因此，定期巡诊、送医送药、开展家庭护理是非常必要的。

3. 丧偶老年人　丧偶老年人随年龄增高而增加，女性丧偶的概率高于男性。丧偶老年人的孤独感和心理问题发生率均高于有配偶者，这种现象对老年人是有害的，尤其是近期丧偶者，常导致原有疾病的加重或复发。

4. 新近出院的老年人　新近出院的老年人因疾病未完全恢复，身体状况差，常需继续治疗和及时调整治疗方法，如遇到经济困难等不利因素，极易导致疾病复发，甚至死亡。因此，社区保健服务工作者应掌握本区域内的近期出院的人员的情况，并根据具体情况定期随访。

5. 老年精神障碍者　老年人中的精神障碍者主要是痴呆，包括血管性痴呆和老年性痴呆。随着老年人数的增加和高龄老年人的增多，痴呆老年人也会增加。重度痴呆的老年人，生活失去规律，常伴有营养障碍，会加重原有的躯体疾病，使平均寿命缩短。因此，痴呆老年人需要的社区保健服务明显高于其他人群，应引起全社会的重视。

（四）预防是社区老年保健的重要内容

慢性病仍然将成为 21 世纪老年人的主要死因。通过健康咨询和教育，建立健康的生活方式可以有效地阻止慢性病的发生，及时筛选出无症状的患者，能及时阻止慢性病的进程，从而大大提高慢性病的诊治效果和逆转由慢性病导致的功能残疾和生活能力的下降。

（五）老年保健的四级预防原则

与成人保健不同，老年期卫生保健大大突破了原有的三级预防的原则和界限，起源于中青年时期的老年期主要疾病如心脑血管病已失去了一级预防（病因预防）的机会，而二级（早期诊断、早期治疗和控制发展）和三级预防（防止残疾）也变得模糊起来，因而要重视规范和充实适合老年的四级预防保健。

一级预防：又称为病因预防，主要目的是切断各种健康危险因素和病因作用的途径，同时针对机体采取一些增进健康的措施。对未患病老年人要做好健康宣传教育及健康促进工作。首先要增强老年人对有害健康的生活方式或物质、不良行为与疾病发生关系的认识，改变对膳食、不良卫生行为的态度，继而采取一些干预措施，防止不良因素加速老化。老年人中的特殊问题还有预防错误和大量用药，指导使用辅助工具，改善环境预防意外（如跌倒）等。

二级预防：即在疾病发生以后，通过早期发现、早期诊断、早期治疗等措施使疾病得到及时有效的控制，减少其危害。

三级预防：主要是在疾病后期采取各种康复手段预防并发症，防止病残，使之早日康复。

四级（终极）预防：到了需要他人帮助的时候，老年人进入长期照料期。按照 WHO 的定义，长期照料（Long term care，LTC）是指由非正式照料者（家庭、朋友和邻居）、正式照料者（卫生、社会和其他工作者）以及志愿者为因健康问题长期需要照料者提供的卫生和社会生活的服务。尽可能地减轻工作伤害感觉，减缓心理压力，实施适宜的特殊安养方案，善终其最后人生岁月。

参 考 文 献

［1］专家委员会医学临床三基训练技能图解－护士分册. 北京：中国医药科技出版社，2016.

［2］陈长香. 老年护理学. 北京：清华大学出版社，2006.

［3］夏晓萍. 老年护理学. 北京：人民卫生出版社，2004.

［4］彭幼. 护理学导论. 北京：人民卫生出版社，2004.

［5］杨秉辉. 全科医学概论. 北京：人民卫生出版社，2004.